AF458071

# TRAITÉ

DE

# L'HYSTÉRIE

# BIBLIOTHÈQUE MÉDICALE

A L'USAGE DES DEUX SEXES

PAR

## ED. LADOUCETTE

Ancien interne en médecine des Asiles de la Seine
et du dépôt de la Préfecture de police.

---

**25 Centimes** le volume.

---

OUVRAGES PARUS DANS LA MÊME COLLECTION

**Traité de l'Hystérie**.......................... 1 vol.
**Traité de l'Onanisme**......................... 1 vol.
**Traité de la Pédérastie** (Tome I^er^)...... 1 vol.
**Traité de la Pédérastie** (Tome II)....... 1 vol.

EN PRÉPARATION :

**Traité de la Syphilis**.......................... 1 vol.

---

Chaque volume est envoyé **franco**
contre **40 CENTIMES.**

*Il n'est pas accepté de timbres étrangers en paiement.*

ED. LADOUCETTE

Ancien Interne en médecine des Asiles de la Seine
et du Dépôt de la Préfecture de Police.

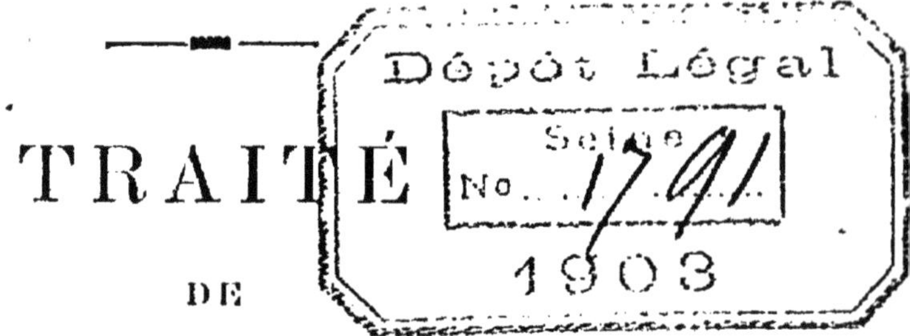


# TRAITÉ DE L'HYSTÉRIE

SOMMAIRE

*Définition, origines — Causes — Symptômes — Paralysies et contractures — Anesthésie et hyperesthésie — Attaque d'hystérie, périodes et conséquences — Spasmes cyniques, attitudes passionnelles — Parallèle entre l'attaque d'hystérie et l'attaque d'épilepsie — Le sommeil et le rêve hystériques — Marche de l'hystérie.*

PARIS

NOUVELLE COLLECTION MÉDICALE

6, RUE GIT-LE-CŒUR, 6

# L'HYSTÉRIE

## DÉFINITION - PATHOGÉNIE - ÉTIOLOGIE

L'hystérie est une maladie nerveuse, remarquable et caractérisée par ce fait précis que ses troubles, parfois si graves, ses phénomènes, toujours si étranges, si déconcertants par leur multitude et leur variabilité, ne relèvent d'aucune lésion organique, c'est-à-dire anatomique.

Un grand nombre de médecins admettent encore, selon la théorie hyppocratique, que les manifestations de l'hystérie sont consécutives à un état pathologique de l'utérus et de ses annexes, à une névrose des fonctions de reproduction.

Jaccoud en considère les désordres si variés comme une perturbation survenue dans la hiérarchie physiologique du cerveau et de la moelle : à l'état normal, le cerveau commande, la moelle obéit; dans l'hystérie c'est l'inverse: l'action de la moelle devient prédominante.

Il est d'autant plus superflu d'exposer ici les discussions auxquelles se sont livrées les écoles de Gallien et d'Hippocrate, que le rôle prépondérant, jadis attribué à l'utérus, dans la pathogénie de cette névrose, s'est singulièrement amoindri devant la preuve, indiscutée aujourd'hui, de l'existence de l'hystérie chez l'homme.

Mieux encore : le Dr M.-P. Marie, après avoir déclaré que la grande hystérie, qu'il appelle : hystérie massive, est relativement plus fréquente chez l'homme que chez la femme, confirme cette opinion par une statistique établie pendant son service à la consultation du bureau central et note, en outre, que cette hystérie mâle est surtout très fréquente dans les classes inférieures de la société...

Du reste, Charcot apporte, à l'appui de cette assertion, déjà suffisamment documentée, la grande autorité de sa science et d'observations multiples, non moins convaincantes.

*Les lésions organiques de l'utérus ou de ses annexes*, telles que : métrite, pelvi-péritonite, cancer..., etc., ne peuvent donc plus être considérées que comme des causes déterminantes ou prédisposantes de l'hystérie, tandis que celles-ci, résultent, chez l'homme, de l'onanisme, des excès de coït..., etc...

Mais, en résumé, l'hystérie, ainsi que le

dit Charcot, est une et indivisible; sa véritable cause n'est pas dans les influences fortuites qui la révèlent mais bien dans les dispositions que crée l'hérédité nerveuse.

D'après ce qui précède, on voit que ces influences fortuites doivent se classer en causes prédisposantes et en causes déterminantes.

Causes prédisposantes :

Le *sexe :* Si l'on est autorisé à admettre que l'appareil génital ne prédispose pas plus la femme que l'homme, à l'éclosion de cette névrose, on ne doit pas, non plus, surtout à notre époque, faite pour l'homme de surexcitabilités nerveuses, de cérébralités débilitantes, de combativités irritantes, attribuer à la femme une sensibilité de caractère plus particulière...

*L'âge de la nubilité,* c'est-à-dire toute la période de la vie pendant laquelle les femmes sont réglées et les hommes sont aptes à la reproduction; car, les symptômes de l'hystérie disparaissent, chez la femme, au moment de la ménopause, et ne s'observent plus chez le vieillard.

La *Continence* ne saurait être, en réalité, invoquée comme une cause prédisposante de l'hystérie, il est à remarquer, en effet, qu'elle est moins fréquente chez les filles vierges que chez les femmes mariées, il est vrai que les religieuses cloîtrées en sont souvent atteintes, mais il est plus rationnel de voir là une cause déterminée par leur existence vouée à la solitude, à la contemplation, à un mysticisme qui, de toute évidence, les porte vers l'extase, et parfois les hallucine...

En revanche, une statistique dressée par Briquet à la prison de St-Lazare établit nettement l'influence des excès vénériens, il a compté : 106 hystériques sur 197 malades; et, bien qu'il note cette particularité que le nombre des hystériques était un peu moindre chez les prostituées de bas étage, il est hors de doute que la misère physique et morale, les tristesses et l'alcoolisme, habituels dans ce monde spécial, influent, en une large proportion, sur le développement de cette prédisposition.

4° *L'Hérédité :* telle est la plus puissante cause prédisposante de l'hystérie... c'est à elle, en effet qu'aboutissent presque infailliblement les recherches faites sur les antécédents des malades; on retrouve, dans leurs origines, soit une mère hystérique, soit un père ou une mère, épileptique, alcoolique, soit des ascendants atteints d'aliénation mentale, ou morts d'hémorragie cérébrale, de ramollissement du cerveau.

5° Les *influences morales* ne sont pas moins remarquables. — Tissot disait : « Toute fille qui lit des romans à 15 ans, devient nerveuse à vingt ». Il est certain que l'hystérie trouve un terrain admirablement préparé pour se développer, dans les jeunes filles ou les jeunes gens dont l'imagination est, sans cesse impressionnée, surexcitée autant par les lectures malsaines que par les plaisirs mondains. L'éducation qui, par les bals, les théâtres, les flirts, les appétences de luxe et des passions, forme des demi-vierges et des demi-hommes, prépare des névrosés dont l'accouplement engendrera fatalement des dégénérés.

Cependant, on a très justement considéré les chagrins, les déceptions, les revers de fortune, etc... comme étant capables de déterminer le développement de l'hystérie... et il est, non moins juste de remarquer que cette névrose est proportionnellement fréquente chez les filles de la campagne.

6° L'*Onanisme*, par l'action débilitante qu'il exerce sur les centres nerveux, mérite d'être signalé comme une cause prédisposante de l'hystérie.

Causes déterminantes :

Elles sont fort variables :

Nous avons déjà signalé, chez les femmes,

les lésions organiques de l'utérus et de ses annexes : métrite, ovarite, pelvi-péritonite chronique à répétition, ulcérations de la matrice..., etc...

Il ne paraît pas que, pour l'homme, les lésions des organes génitaux aient une grande valeur, mais, chez lui, le *traumatisme*, l'alcoolisme seront d'énergiques causes d'un état latent.

L'hystérie a donc une grande importance pour le chirurgien.

Charcot cite, en effet, un cas d'hystérie *traumatique* qui présentait les phénomènes suivants : « par suite d'une fracture du radius, il s'est produit une monoplégie brachiale; l'avant-bras et le coude deviennent impotents; il y a perte du sens musculaire dans la main et l'avant-bras et anesthésie complète du membre supérieur tout entier, de l'épaule à la main (ce que Charcot appelle : en manche de veste)... la sensibilité est absolue dans la main... En somme, il se produit une monoplégie *hystérique* dont il est fort précieux d'établir le diagnostic.

Ceci nous amène à la Symptomatologie, ou étude des symptômes de l'hystérie.

## SYMPTOMATOLOGIE

Sydenham a eu raison de dire, en parlant de l'Hystérie : « que cette névrose est un véritable Protée et peut se présenter sous autant de couleurs que le caméléon ».

La diversité si capricieuse de ses symptômes ne permet donc pas de fixer une physionomie-type de l'hystérie; on ne peut que la tracer à grands traits qui faciliteront l'examen clinique du malade.

Les symptômes les plus constants de l'hystérie sont :

1° Etat du caractère. — Les hystériques ont un caractère éminemment sensible... ils ressentent, d'une manière excessive, les impressions physiques, mais surtout psychiques... un bruit inattendu, la chute d'un meuble, une lumière trop vive, l'odeur d'un parfum leur occasionnent des sensations exagérées... sous l'influence des causes les plus légères, elles éprouvent les plus vives impressions de joie et de tristesse, et elles ne peuvent s'empêcher de les manifester soit par des rires, soit par des pleurs dont l'explosion paraît des plus étranges aux personnes qui ne connaissent pas cette singulière névrose. Leur humeur est des plus variables, soit en bien, soit en mal. Chez les unes, l'intelligence est fort bornée, tandis que chez d'autres, elle atteint un degré vraiment supérieur, de là, de surprenants contrastes de susceptibilité et d'apathie, d'emportements et de douceurs, de violences et de résignation... les unes crient à la persécution, les autres affectent le rôle de souffre-douleurs... leurs pensées, leur raison s'asservissent aux impressions qui affectent leur sensibilité... mais, dans tous les cas, et chez toutes, ce qui prédomine, c'est leur indécision de caractère, et leur défaut de volonté... L'idée de la mort leur inspire des craintes continuelles qui, parfois, les entraînent vers la mélancolie, l'hypocondrie...

Au surplus, l'hystérique dissimule, trompe, ment avec un aplomb merveilleux, et a recours aux plus adroites supercheries, aux ressources les plus variées de son imagination pour imposer un mensonge que, à force de le répéter, il finit par croire, lui-même, être l'expression de la vérité.

2° L'Hypéresthésie ou exagération de la sensibilité, occupe différentes régions où il est extrêmement rare de ne pas la rencontrer...

elle forme : les *zones* ou points *hystérogènes*.

*a* A la tête, la douleur, localisée dans un point fixe, est appelée : *clou hystérique.*

*b* Douleurs à l'épigastre : l'hyperesthésie extrême de cette région, exaspérée par le moindre frottement, est presque toujours conjointe à de l'épigastralgie c'est-à-dire à des douleurs des muscles de l'épigastre. Est-ce là le point de départ de ces gastralgies, si communes chez les hystériques? en tout cas, leur appétit est capricieux, bizarre, quelquefois presque nul; on a vu des femmes hystériques rechercher avidement les substances les plus dégoûtantes, (colle, matière fécale, etc..., c'est ce qu'on appelle : pica ou malaccia). Les fonctions de l'estomac sont très altérées : tantôt ce sont des crampes très douloureuses, tantôt des vomissements spasmodiques qui peuvent persister des mois entiers et se produisent dès que la muqueuse de l'estomac est touchée par un aliment ou de la boisson... Malgré ces vomissements, les malades conservent leur fraîcheur, leur embonpoint; ce peu d'amaigrissement s'explique, en partie, par le peu de déperdition du sujet qui n'a pas de sueur, dont la défécation est suspendue et la miction fort peu abondante.

Du reste, l'estomac reste anatomiquement sain dans la gastralgie hystérique.

Le creux épigastrique devient souvent un point hystérogène, comme la pression ovarienne chez les femmes atteintes d'ovaralgie.

3° *Du côté de l'intestin*, il se produit une paralysie qui se traduit par une constipation opiniâtre et un *météorisme*, dû à une accumulation considérable de gaz dont le mécanisme de production doit être également sous la dépendance de cette même paralysie.

4° Les perturbations habituelles de *l'appareil respiratoire*, sont *l'aphonie* et la *toux*. L'aphonie nerveuse, ne comporte ni sécrétion, ni douleur; parfois elle est passagère, mais elle peut avoir aussi une durée très longue. La *toux* est sourde, voilée, saccadée, rauque — on l'a comparée à l'aboiement d'un chien — l'examen stéthoscopique ne révèle aucune lésion organique...

La paralysie réflexe de l'épiglotte qui n'est, en somme, qu'une anesthésie de la muqueuse de l'isthme du gosier est un symptôme d'hystérie.

5° La *rétention* et *l'incontinence d'urine* sont très fréquentes chez les hystériques.

6° La *rachialgie hystérique* est due à une hyperesthésie des muscles du dos : trapèze, grand dorsal..., etc.

D'habitude, elle a pour siège un certain nombre des apophyses épineuses et la partie correspondante soit des deux gouttières vertébrales, soit de l'une d'elles, celle de gauche, par préférence. L'étendue de la douleur varie de 3 à 5 vertèbres consécutives.

Cette douleur qui, selon qu'elle occupe un ou les deux côtés de la base de la poitrine, se fait en ceinture ou en demi-ceinture, est tellement commune qu'elle constitue un des caractères de la névrose. Il est donc de la plus haute importance d'en établir le diagnostic différentiel avec la myélite, affection idiopathique de la moelle, dans laquelle se produit cette même douleur en ceinture.

7° Charcot a signalé les bâillements et le mutisme hystérique.

8° Certains autres phénomènes dépendent de troubles survenus dans l'innervation vaso-motrice : telles la pâleur et les rougeurs subites de la face, la salivation, la polyurie..., etc...

9° Enfin, du côté de *l'appareil optique*, il y a souvent, dans l'hystérie, rétrécissement considérable du champ visuel, dyschromatopsie..., etc...

Au surplus, l'expression symptomatique de l'hystérie varie selon les *troubles fonctionnels*, les *troubles dynamiques*, et l'*alternance des troubles fonctionnels*, survenus dans les trois centres nerveux : le *cerveau*, la *moelle*, le *grand sympathique*.

1° *Troubles fonctionnels :*

*a* S'ils prédominent dans l'encéphale, il se produira des phénomènes comme l'extase, et le délire hystérique.

*b* S'ils se produisent dans l'axecerebro-spinal, on observera l'hystero-épilepsie, la chorée hystérique, la catalepsie..., etc.

*c* Enfin les troubles fonctionnels du grand sympathique sont caractérisés par des vomissements incoercibles, l'oligurie, la fièvre hystérique..., etc.

2° *Troubles dynamiques.*

Ils consistent, soit dans une exaltation (hyperesthésie) soit, au contraire, dans une diminution (anesthésie), plus ou moins marquées, d'une ou plusieurs fonctions de l'un des trois appareils du système nerveux ou même d'une de leurs parties seulement. Des exemples extraordinaires de cette anesthésie ont été fournis par les prétendus possédés du démon, par les convulsionnaires, par les fakirs des Indes et on sait que, chez beaucoup d'hystériques, des piqûres, même très profondes, faites avec de longues épingles, passent complètement inaperçues... mais on connaît moins le fait d'hyperesthésie, rapporté par Brodie, qui a fait réclamer à un malheureux hystérique, *trois* amputations successives du membre inférieur, pratiquées par Mayo, pour mettre un terme à des souffrances, soi-disant affreuses.

3° *Alternance des troubles fonctionnels.*

Les troubles fonctionnels les plus opposés succèdent les uns aux autres: ainsi une paralysie complète d'un membre succède à une contracture qui simulait une luxation.

Mais si, par suite de ces différents troubles des centres nerveux, la *sensibilité* peut être atteinte dans tous ses modes : tact, douleur, température, la motilité en éprouve des désordres non moins graves.

Il se produit des contractures, des paralysies et d'autres phénomènes dont un, spécialement étudié par Charcot sous le nom d'*œdème bleu*, mérite d'être immédiatement relaté.

*L'Œdème blanc* hystérique avait été déjà signalé; il se distingue par l'enflure des jambes *plus grande le matin* et en ce que la pression du doigt n'y imprime aucune marque; le plus souvent, il n'occupe qu'une *seule* jambe. Du reste, sauf ces risques particuliers, il présente, par la grandeur, la superficie, une ressemblance très grande avec l'œdème hydropique.

Il était réservé à Charcot d'appeler l'attention sur l'*œdème bleu* des hystériques.

Il en parle ainsi dans ses « cliniques des maladies nerveuses ».

Cet œdème se différencie de l'œdème blanc par deux caractères essentiels:

1° Un abaissement de la température locale qui peut aller de 2, 3, 4, et même 5 degrés centigrades.

2° Une coloration bleue violacée, quelquefois très foncée, quelquefois simplement lilas, des téguments.

C'est une variété de l'œdème hystérique déjà connu, mais se présentant en clinique avec des caractères assez tranchés pour mériter une description spéciale.

Elle se combine tantôt avec des altérations de la sensibilité (anesthésie ou hyperesthésie), tantôt du mouvement (paralysie ou contracture).

On peut reproduire l'œdème bleu, avec tous ses caractères, par suggestion, après avoir placé l'hystérique dans la période somnambulique du grand hypnotisme.

L'étonnant phénomène de cette suggestion ressortira mieux encore de l'observation suivante, prise dans le service de Charcot :

La malade, étant placée dans la période somnambulique de l'hypnotisme, on lui suggère que son poignet et sa main, *du côté droit*, vont se gonfler et devenir violets.

Les jours suivants, la suggestion se réalise peu à peu et le malade est alors dans l'état suivant :

La main droite est gonflée d'un volume de beaucoup supérieur à la gauche. Les doigts, la main sur sa face dorsale, le poignet sont d'une coloration violacée, parsemée de plaques d'un rouge vif. Les doigts sont comme bridés au niveau des articulations des phalanges, la peau, à ce niveau, à la face dorsale, forme un bourrelet très accusé de coloration plus foncée.

Le creux de la main est également gonflé; la peau est tendue et ne fait plus de plis comme au côté opposé... la peau, en général, est lisse, un peu luisante, les stries et les plis sont effacés.

Ce gonflement est dur; l'impression du doigt ne laisse pas le godet caractéristique de l'œdème, bien qu'elle fasse une très légère dépression. Toute manœuvre, exercée sur la main, produit, au point qui a été touché, une tache rouge, vermillon très accentuée qui dure quelques instants.

La malade ne peut plus porter ses bagues... dès le lendemain de la suggestion, on a été obligé de lui retirer, par le procédé du fil, une bague qui bridait le doigt annulaire, alors que, d'habitude, elle est plutôt trop grande.

La malade remue difficilement le poignet... il existe certainement à ce niveau un certain degré de parésie; il en est à peu près de même pour les doigts qu'elle remuerait cependant beaucoup plus énergiquement si le gonflement des tissus sous-cutanés ne gênait les mouvements, en bridant la peau.

La main est anesthésiée dans toute son étendue jusqu'à un travers de main au-dessus du poignet, pour le *tact*, pour *la douleur;* l'analgésie remonte à un travers de main plus haut; pour la température, il y a thermoanesthésie en manche de veste.

Le côté droit est habituellement sensible dans tous ses modes, le côté gauche est anesthésique.

Or, il s'est fait un transfert à peu près exact de la sensibilité à la main et au poignet gauche: sensibilité à tous les modes jusqu'à un travers de main au-dessus du poignet gauche; au-dessus de cette limite, analgésie à un travers de main plus haut.

La thermoanesthésie absolue persiste dans tout le membre au-dessus de la ligne de sensibilité complète, de telle sorte que la sensibilité à la température ne s'est pas transférée comme les autres, au moins pour l'instant.

La température de la main malade est de 26°,5, celle de la main saine : 31°,8, différence : 5°,3.

Eh bien ! cet œdème bleu, constitué de toutes pièces et avec des caractères si spéciaux par la suggestion hypnotique, se détruit en 10 ou 15 minutes par une contre-suggestion; c'est-à-dire en affirmant à la malade que cet œdème n'existe plus !... presque instantanément, cette main droite redevient blanche, mince comme l'autre et recouvre sa sensibilité, tandis que la main gauche, qui avait récupéré le sentiment par transfert, redevient anesthésique comme par-devant !

Cet œdème névropathique (œdème bleu des hystériques) est un trouble vaso-moteur, de nature vraisemblablement spasmodique, pouvant aller jusqu'à l'infiltration véritable des parties qui en sont atteintes, quelquefois isolé, mais fréquemment aussi mêlé à d'autres symptômes d'hystérie locale, tels que : l'anesthésie, la paralysie ou la contracture.

Dans ce dernier cas, l'œdème bleu marche de pair avec les autres phénomènes locaux et disparaît, comme il est apparu, avec eux.

Dans la syringomyélie, on observe également un œdème bleu, affection dans laquelle il existe une altération organique de la substance grise centrale de la moelle épinière.

On voit, par cela même, la capitale importance, au point de vue du pronostic, qui existe pour établir la différence de ces œdèmes.

On devra faire également le diagnostic avec l'œdème proprement dit et un phlegmon, par la fièvre et les caractères de l'inflammation plus ou moins étendue.

L'œdème bleu peut se produire également sous l'influence d'un traumatisme, chez l'hystérique.

En dehors de ces phénomènes suggestifs, qui semblent tenir du merveilleux et sur lesquels nous reviendrons par la suite, ce fait met en pleine lumière la genèse et les caractères de la plupart des paralysies et des contractures que, par ainsi, nous sommes amenés à étudier.

Quelles que soient, en effet, l'étendue, la gravité des désordres causés par les troubles fonctionnels ou dynamiques des centres nerveux, les paralysies, les contractures, de même que ces œdèmes hystériques, ne sont que la supercherie, la simulation des affections similaires qui, elles, ont leur origine, leur cause dans une réelle et dangereuse lésion organique soit de la moelle, soit de l'encéphale.

Ces dernières sont, pour la plupart, incurables, échappent à l'intervention utile d'un traitement médical, tiennent sans cesse le malade sous la menace d'une mort prochaine, tandis que les autres se guérissent, parfois, comme par enchantement, sous un ictus quelconque, sans laisser la moindre trace, aucun souvenir; sans rime ni raison, elles s'escamotent avec une prestigieuse et déconcertante intantanéité, réapparaissent, disparaissent de nouveau, sautent d'une région à l'autre, et se plient, obéissent, se transforment, se transfèrent, se modifient au gré et au caprice de la volonté dominatrice qui se substitue à celle du sujet hystérique.

Ce sont ces transformations instantanées, ces guérisons subites, imprévues, qui entretiennent, parmi les faiseurs et les croyants de miracles, la crédulité de ceux-ci et... la caisse de ceux-là !

Toutefois avant d'entrer dans cette symptomatologie complexe des paralysies et des contractures hystériques dont la description exige de longs développements, je tiens à signaler un symptôme, récemment décrit, de l'hystérie plus particulière à l'homme.

Je veux parler des *tremblements hystériques:*

Leur importance est très grande au point de vue des pronostics différentiels... ils ont été étudiés par Pitres (de Bordeaux) et par Rendu qui en a fourni sur leurs variétés, le tableau suivant dans lequel sont merveilleusement condensés les caractères propres à chacun de ces tremblements spéciaux :

| | | | | |
|---|---|---|---|---|
| TREMBLEMENTS HYSTÉRIQUES | A | Tremblement non exagéré par les mouvements volontaires. . . | 1° Tremblement *oscillatoire* . . | Imite la paralysie agitante ou le tremblement sénile. |
| | | | 2° Tremblement *vibratoire*. . . | Imite la maladie de Basedow (altération du grand sympathique — le tremblement alcoolique — celui de la paralysie générale. |
| | B | Tremblement existant ou non au repos ; provoqué ou exagéré par les mouvements intentionnels qui ne l'accélèrent pas, mais augmentent l'amplitnde des vibrations . . . | 3° Tremblement intentionnel (type : Rendu) intermédiaire comme nombre de vibrations entre le n° 1 et le n° 2. | Imite parfaitement le tremblement mercuriel qui, d'après le Dr Letulle, serait, fort souvent, un tremblement hystérique. — Celui de la sclérose en plaques des centres nerveux. |

## PARALYSIE ET CONTRACTURES

Tous les cas qui représentent les paralysies, soit idiopathiques, comme dans certains exemples de paralysie faciale, soit symptomatiques, c'est-à-dire étroitement liées à des *altérations organiques* des centres nerveux, se reproduisent dans l'hystérie, avec une telle similitude, une telle concordance dans les moindres symptômes que, souvent, il devient fort difficile d'en différencier les origines, alors que, ainsi qu'on l'a déjà appris, cette distinction est si importante au point de vue du pronostic.

En conséquence, les paralysies, soit partielles, soit localisées à un groupe de muscles, soit étendues à un ou plusieurs membres, que l'on observe chez les hystériques, sont :

*La paralysie faciale.*

Le Dr Moynac, dans son Manuel de Pathologie et de cliniques médicales, en donne la description suivante :

La physionomie du malade offre un aspect spécial et caractéristique; la moitié de la face est immobile, sans rides et entraînée vers le côté sain... Lorsque le malade veut rire ou parler, il accentue les difformités, décrites en descendant du front vers les parties inférieures de la face.

Le *front* offre, dans sa moitié paralysée, une surface absolument unie, sans rides, immobile; la paralysie faciale serait donc le plus puissant cosmétique, a dit Romberg. Le sourcil reste pendant et ne peut se froncer.

*L'œil* est largement ouvert et le malade ne peut le fermer; ceci tient à la paralysie du muscle orbiculaire des paupières, animé par le nerf facial, et à la persistance d'action du releveur de la paupière supérieure qui est animé par le nerf moteur oculaire commun qui, lui, est indemne de toute lésion. Souvent la paupière inférieure se renverse en dehors, ce qui constitue l'*ectropion;* de plus, la conjonctive et la cornée n'étant plus recouvertes, protégées par les paupières et lubrifiées par les larmes, peuvent, au bout d'un certain temps, s'enflammer et même s'altérer profondément. La paralysie de l'orbiculaire a encore pour conséquence : l'*épiphora* ou écoulement des larmes sur la joue.

La pointe du *nez* est déviée du côté sain : l'une des ailes, flasque et paralysée, se rapproche de la cloison au moment de l'inspiration.

La *joue* semblable à un voile inerte, se soulève passivement au moment de l'expiration et se creuse en fossette pendant l'inspiration; les aliments s'engagent entre elle et les arcades alvéolaires; et le malade doit, avec les doigts, les ramener sous les dents; le sifflement et l'expuition sont fort difficiles.

La paralysie des lèvres produit les déformations les plus caractéristiques : peu prononcées dans les cas légers et pendant le repos, elles s'accentuent aussitôt que le malade veut rire ou parler. La bouche est entraînée du côté sain, son ouverture est devenue oblique, car la commissure labiale est élevée du côté sain, abaissée du côté malade, qui laisse échapper la salive et les aliments. La parole n'est plus distincte, car les lettres dont la prononciation exige le concours des lèvres, comme l'*o*, le *b*, le *p*, sont mal articulées.

La paralysie double est assez rare... dans ce cas, l'impossibilité de traduire les impressions donne à la face, l'aspect d'un masque impassible.

Dans plusieurs cas, on a noté un affaiblissement du goût, une diminution dans la quantité de salive sécrétée; la paralysie du stylo-glosse peut également déterminer une légère déviation de la langue... les désordres dans les mouvements du voile du palais et la direction de la luette sont plus rares.

La paralysie faciale n'est le plus souvent qu'un élément d'une hémiplégie générale.

On a longtemps prétendu que, dans l'Hémiplégie hystérique, il n'existe *jamais*, du côté paralysé, de participation du facial inférieur, comparable à ce qui se passe dans l'hémiplégie vulgaire.

Le plus souvent, croyait-on, cette paralysie était simulée par une déviation spasmodique des muscles, mais cette paralysie n'existait pas réellement.

On admettait que les déviations de la face, surajoutées à l'hémiplégie hystérique, étaient la conséquence d'un spasme glosso-labié unilatéral qui occupait tantôt le côté opposé à l'hémiplégie tantôt le même côté qu'elle (ce que Gubler a désigné sous le nom d'hémiplégie alterne ou croisée).

Les paralysies faciales des hystériques étaient donc toujours considérées comme des *hémispasmes*. (Clinique des maladies nerveuses, par Charcot.)

Or, cinq cas de véritables paralysies faciales, chez l'hystérique, ont été, depuis, présentés par MM. les Drs Ballet, Chantemesse et Bonnet.

C'est peu. Toutefois, si la paralysie faciale est un fait exceptionnel et que ses allures soient irrégulières et souvent différentes, par plusieurs caractères, de ce qu'elle est dans l'hémiplégie organique, elle peut se présenter de façon à rendre plus embarrassant, à cet égard, qu'on ne le croit, le diagnostic de la paralysie faciale, d'origine hémiplégique capsulaire ou hémiplégique hystérique.

Rappelons tout d'abord que dans les paralysies organiques, l'hémorragie cérébrale détermine l'hémiplégie, tandis que l'hémorragie ou plutôt les scléroses de la moelle provoquent la paraplégie et l'ataxie locomotrice.

Mais de même que dans ces paralysies, l'hémiplégie est, dans l'hystérie, la forme la plus commune des troubles de la mobilité.

*Hémiplégie.*

Cette paralysie occupe tout un côté du corps, indifféremment à droite ou à gauche; elle peut être précédée d'une monoplégie brachiale (paralysie du bras) mais le plus ordinairement elle s'installe d'emblée dans le membre inférieur et supérieur.

Dès lors, la jambe et le bras atteints ne peuvent exécuter le moindre mouvement, le bras pend flasque le long du corps; si (de même pour la jambe) on le lâche après l'avoir soulevé, il retombe inerte... Le malade est incapable de saisir, le moindre objet avec ses doigts paralysés... et si la marche lui est encore permise, il l'exécute en *fauchant*, c'est-à-dire en faisant décrire à sa jambe traînante pour la projeter en avant, le mouvement d'une faux, tandis que, pour seconder cet effort, il porte, en s'inclinant, tout le poids de son corps sur le côté sain. — On a vu que la face est souvent paralysée dans la plupart de ces hémiplégies... la langue offre parfois une grande flaccidité dans sa moitié paralysée, et lorsque le malade veut la sortir de sa bouche, sa pointe s'incline vers le côté paralysé; parfois enfin, le malade se trouve dans l'impossibilité d'énoncer les mots capables d'exprimer ses pensées, c'est ce qu'on désigne sous le nom *d'aphasie.*

Trousseau en rapporte de très curieux exemples : ainsi c'est une dame du meilleur monde qui fait les honneurs de son salon et engage ses visiteurs à s'asseoir par ces mots : cochon, animal, fichue bête..., etc... quelques autres n'ont à leur disposition qu'un seul mot : oui... coco..., etc...

Mais chez le plus grand nombre des malades, l'aphasie ne porte que sur certains mots.

*Paraplegie.*

On a vu déjà que la rachialgie, si commune aux hystéries, peut en imposer par sa ressemblanche avec les douleurs en ceinture, étreignant la poitrine comme une cuirasse, spéciales à la myélite aiguë et que l'on retrouve dans les scléroses postérieures de la moelle qui se caractérisent de l'ataxie locomotrice... ici, encore, la paraplégie hystérique est identique à celle de la myélite aiguë.

La paraplégie est la paralysie des membres inférieurs du corps; elle s'étend parfois aux muscles de l'abdomen, à la vessie et au rectum.

Les troubles de la motilité ont une marche extrêmement lente et, avant que la paraplégie ne soit complète, elle passe par plusieurs phases que l'on a divisées en trois étapes :

Dans la première, le malade se fatigue très vite, de plus, sa marche est particulière, car ses jambes décrivent un demi-arc de cercle, puis les pieds retombent lourdement sur le sol; c'est la marche en *fauchant*.

Dans la seconde phase, c'est à peine si le malade peut faire quelques pas et il les fait en glissant, car la pointe du pied ne quitte plus le sol; il tient habituellement les jambes écartées afin de faciliter son équilibre.

Dans la troisième phase, la paraplégie est à peu près complète; le malade ne peut plus se tenir debout, il reste couché, et c'est seulement alors qu'il peut imprimer quelques mouvements à ses jambes; à partir de ce moment, il est condamné à vivre dans un lit ou un fauteuil.

C'est dans cette forme de paralysie que l'hystérique présente le plus fréquemment de la rétention et de la continence d'urine, et de la constipation.

*Ataxie locomotrice.*

Pour expliquer mieux les premiers symptômes de cette affection, il est indispensable d'expliquer le mécanisme par lequel se produit le mouvement le plus simple.

La production du mouvement est sous la dépendance de notre volonté, et nous sommes maîtres de lui imprimer la force, l'étendue, la direction que bon nous semble, mais c'est la moelle qui, par un jeu de muscles actionnés à notre insu, préside d'une façon automatique à la régularité, à l'harmonie de ce mouvement.

Or l'ataxie locomotrice consiste précisément dans le défaut de coordination des mouvements volontaires.

Donc, la maladie se caractérise par des troubles dans le mouvement : c'est tantôt une fatigue insolite et disproportionnée à la marche que l'on a faite; tantôt une difficulté particulière à rester debout et immobile; les jambes oscillent et se soulèvent alternativement, comme si le malade voulait marquer son impatience; parfois aussi, voulant marcher dans l'obscurité, le malade est surpris de la difficulté qu'il éprouve; il hésite, chancelle et peut tomber, mais il reprend l'assurance de sa marche dès qu'il vient à être éclairé.

Ces désordres dans la motilité font d'incessants progrès et, au bout d'un temps variable, le défaut de coordination est des plus évidents : si l'on fait alors marcher le malade, il s'avance, les yeux attachés sur le sol et sur ses pieds, il soulève fréquemment la jambe qui, follement agitée de secousses convulsives comme celles d'un polichinelle et se heurtant aux objets voisins, retombe lourdement sur le sol qu'elle frappe du talon; de plus, craignant une chute, le malade accélère incessamment, sa marche, les coups de talon deviennent plus forts, plus rapprochés, et ils produisent un bruit que l'on a comparé au trépignement. A un degré plus avancé, les deux jambes peuvent s'enlacer, entraîner la chute; plus tard encore, la marche devient impossible.

L'ataxie débute par les membres inférieurs; elle gagne, mais tardivement, les bras et le diaphragme, les muscles respiratoires, la vessie.

Pour apprécier ces différents troubles, on ordonne au patient de porter rapidement et plusieurs fois la main à la pointe du nez; la main n'arrive au but qu'après avoir parcouru plusieurs points du visage.

Malgré ces troubles de la motilité, la force musculaire est conservée, le malade peut soulever de pesants fardeaux. Si on l'examine au lit, on voit qu'il peut soulever ses jambes avec force, mais parfois d'une façon si désordonnée qu'elles viennent frapper les assistants. (Manuel de Pathologie du Dr L. Moynac.)

Certains des tremblements hystériques, notés dans le tableau de Rendu, imitent également les mouvements réflexes, représentés par des spasmes et des tremblements dont les vrais ataxiques sont agités et ne sont nullement maîtres.

Il faut noter que, dans ces paralysies hystériques, les muscles restent sensibles au passage du courant électrique, contrairement à ce qu'on voit dans les paralysies symptomatiques d'affections cérébrales en foyer.

Toutefois, elles deviennent insensibles au passage de ce courant électrique, lorsque, par le fait de l'anesthésie des muscles, la sensibilité contractile est abolie.

Enfin les muscles paralysés peuvent être le siège de contractures plus ou moins persistantes qui changent complètement la physionomie de l'affection et fait qu'elle ne mérite plus alors le nom de *paralysie flasque* que Charcot lui a donné légitimement pour la distinguer de la paralysie avec contracture...

La monoplégie brachiale a des caractères spéciaux qu'il importe de signaler, avant d'en terminer avec ces paralysies hystériques.

Le membre est dans la résolution complète; il pend inerte... Le malade est obligé de se servir de son autre membre pour changer celui-là de place.

Le sens musculaire est le plus souvent altéré. La sensibilité cutanée est ordinairement abolie sur tout le membre y compris l'épaule et s'arrête à une ligne longeant le bord interne de l'omoplate en arrière et se dirigeant ensuite vers le creux de l'aisselle pour remonter sur le grand pectoral et rejoindre le bord acillaire de l'omoplate (manche de veste, de Charcot).

L'anesthésie peut être remplacée par l'analgésie, mais l'une ou l'autre est le plus souvent superficielle et profonde.

Les réflexes ne subissent guère de modifications, de sorte que l'atrophie musculaire ne se manifeste jamais par des réactions de dégénérescence et ne prend jamais des proportions dangereuses.

Les *contractures* sont constituées par une

raideur spasmodique des muscles, plus ou moins durable.

Cette sorte de tétanos s'accentue dans les attaques anormales de l'hystérie.

Chez un certain nombre de malades, la contracture cesse avec l'attaque, se prolonge, chez d'autres, pendant quelques heures, quelques jours après l'accès, pour s'évanouir complètement.

Cette forme est celle de la contracture *aiguë, passagère*, mais il en est une autre dans laquelle la déformation persiste, absolument incurable, pendant des mois, des années pour guérir, parfois, tout à coup, comme par une sorte de miracle : c'est la contracture hystérique *permanente.*

La contracture hystérique permanente est un symptôme d'hystérie grave... elle est, le plus souvent, partielle, et peut soit n'intéresser qu'un muscle et donner lieu, par exemple, à du trismus, soit n'occuper qu'un groupe de muscles.

En ce cas, elle peut produire :

Un *torticolis* hystérique dans lequel la tête est tournée et inclinée du côté opposé.

Une sorte d'*hémiplégie faciale*, mais dans laquelle le masque est dévié énergiquement du côté malade au lieu du côté opposé, comme dans la vulgaire paralysie faciale.

Un *raidissement de la langue* qui peut non seulement être immobilisée, mais se tenir constamment hors la bouche ou être fixée énergiquement contre la face interne de la mâchoire inférieure, ce qui, joint à la dysphagie, s'oppose au passage de la sonde œsophagienne et met dans l'impossibilité absolue de faire ingérer à la malade une seule goutte de liquide.

*Un pied bot varus-equin*, très accentué.

Enfin les *signes de la coxalgie*.

La contracture, moins partielle, peut occuper soit un seul des membres supérieurs ou inférieurs, soit les deux membres du même côté (forme hémiplégique) soit les deux membres inférieurs (forme paraplégique), soit enfin les quatre membres à la fois; mais, le plus souvent, dans cette forme générale, la contracture ne gagne les membres que l'un après l'autre, de sorte que, après avoir été hémiparaplégique, elle devient hémiplégique (jambe et bras du même côté) puis hémiplégique double.

Les contractures des *membres inférieurs* présentent les caractères suivants :

La hanche, le genou, le pied, sont dans l'extension forcée et, en général, en même temps, dans l'adduction... le genou et la pointe du pied sont, sauf dans quelques cas exceptionnels, portés en dedans.

Si l'on essaye de fléchir ce membre rigide ou de le porter dans l'abduction, on occasionne au malade des douleurs très vives, lancinantes, qui, soit du pied, soit du genou, suivant l'articulation qui supporte l'effort, s'irradient vers la hanche, la colonne vertébrale, quelquefois même jusqu'à la tête, sans pouvoir modifier la déformation, ou en produisant seulement une légère flexion de la jambe sur la cuisse qui revient, comme un ressort, à sa position primitive aussitôt qu'on abandonne le membre.

Ce membre paraît plus court que son congénère, ce qui en impose pour une coxalgie.

En effet, par suite de la contracture des muscles de la hanche, la moitié correspondante du bassin est, ou semble relevée; les muscles de la fesse sont tendus, forment des reliefs plus ou moins sensibles, donnent au toucher la sensation d'un corps dur qui fait que la fesse, au lieu d'être plate, est saillante du côté malade.

La cuisse est dans l'adduction et, en même temps, tendue quand la contracture du membre est générale, fléchie, au contraire, dans la contracture limitée, ce qui, dans ce dernier cas, augmente encore le raccourcissement apparent du membre.

La pression superficielle est douloureuse

dans la coxalgie hystérique par contracture, tandis que la pression des parties profondes est à peu près indolente, ce qui est le contraire de ce qu'on observe dans la coxalgie, où elle est très pénible, surtout quand on pousse la tête du fémur contre la cavité cotyloïde.

Enfin, dans la contracture coxalgique, on peut, sous l'influence du chloroforme, imprimer à la jointure tous les mouvements physiologiques sans percevoir de craquements anormaux, si ce n'est toutefois dans quelques cas où on obtient une certaine crépitation parcheminée, signalée par Barwell.

Les difficultés du diagnostic disparaissent quand la contracture de la hanche fait partie de la contracture de tout le membre inférieur.

On a, alors, comme élément de jugement : la déformation générale du membre, la rigidité du genou, enfin le pied bot équin varus qui, dans l'hystérie, offre un cachet propre qui existe, du reste, qu'il soit partie intégrante de la contracture du membre tout entier ou qu'il constitue une contracture hystérique partielle.

*Pied bot.* — Dans tous les cas, il se présente sous l'aspect suivant :

Le talon est fortement relevé, par suite de la tension du *tendon* d'Achille qui est énergiquement contracturé, d'où la forme *équine* donnée au pied; en même temps le pied bot est très fortement *varus* par suite du renversement *en-dehors* de la face dorsale qui rend la malléole correspondante très proéminente, tandis que la face plantaire, devenue très concave, regarde en dedans et en haut, effaçant la malléole interne.

Il résulte de ces diverses contractures, auxquelles il faut ajouter celle des orteils qui sont, soit tous, soit presque tous, très fortement fléchis alors que le gros orteil, au contraire, est le plus souvent dans l'extension, que le pied arrive à constituer une sorte de *griffe* hideuse, ce qu'on appelait : la griffe *du diable*, chez les démoniaques, les possédées du démon.

Ainsi, le pied ne repose plus que sur son bord externe ce qui, même avec une contracture limitée rend la marche difficile, même avec des béquilles, lorsque le pied bot est surajouté à la contracture du reste du membre, parce que, dans ce cas, le pied frotte sur le parquet et vient croiser le membre sain.

Les contractures du *membre supérieur* affectent *deux* formes, selon qu'il y a prédominance de la *flexion* et c'est le cas le plus commun, ou que, au contraire, les différents segments du membre sont en *extension*.

Dans la *première forme*, le bras, toujours

dans *l'adduction*, est appliqué sur la partie latérale et un peu antérieure du thorax; l'avant-bras, d'ordinaire dans la supination, est fléchi à angle droit sur le bras et repose par son bord cubital sur la base de la poitrine; la main, sauf dans quelques cas exceptionnels, où le poignet était étendu presque à angle droit sur l'avant-bras, est ordinairement fléchie à angle droit sur l'avant-bras; les doigts sont aussi énergiquement fléchis vers la paume de la main dans laquelle le pouce, dans l'adduction, se trouve recouvert par les autres doigts. Dans ces cas, on voit les tendons des muscles fléchisseurs se dessiner sous forme de cordes fortement tendues au niveau des jointures, en particulier, au niveau du coude et des poignets, quoique les masses musculaires conservent au toucher une certaine souplesse.

Dans la seconde forme, tout le membre supérieur est dans *l'extension* et d'habitude, allongé le long du tronc; la main, un peu fléchie sur l'avant-bras, est dans la pronation forcée, de telle sorte que la paume regarde directement en dehors et un peu en haut, tandis que les doigts sont légèrement fléchis vers cette paume.

Cette forme présente deux sous-variétés qui résultent de ce que le membre, au lieu d'être l'extension et l'adduction en même temps que dans l'extension et l'adduction, est dans l'abduction en même temps que dans l'extension, ou bien de ce qu'il se porte fortement en arrière en se tordant, ce qui a donné lieu à la luxation de l'épaule chez une malade dont l'observation est rapportée par Bourneville.

Les membres contracturés sont, quelle que soit leur forme, le siège de phénomènes subjectifs dont le plus important consiste en un tremblement composé de petites secousses tétaniformes.

La contracture peut, après avoir occupé les membres d'un côté du corps, atteindre, dans des attaques suivantes, ceux du côté opposé et donner lieu à une contracture générale plus ou moins permanente qui, après être redevenue hémiplégique ou paraplégique, se généralisera de nouveau.

Le pronostic des contractures offre des particularités intéressantes.

Demeurée incurable pendant des années alors que les autres manifestations hystériques n'existaient plus, qu'elle en restait le seul et dernier vestige, on l'a vue disparaître en quelques minutes complètement ou presque complètement, sous l'influence d'une vive émotion morale, d'une semonce vigoureuse, d'une accusation de vol, de la terreur causée par un incendie ou par suite de la conviction d'une guérison obtenue par miracle, dans un pèlerinage à Lourdes.

Parfois, elle persiste indéfiniment incurable, immobilisant les malades dans leur lit, absolument infirmes, mais sans entraîner des altérations de nutrition qui compromettent l'existence.

Dans d'autres cas, également incurables, la contracture suscite une dégénérescence graisseuse des cordons latéraux de la moelle, par la longue persistance des troubles de nutrition de cette partie de l'appareil nerveux.

Charcot a fourni à Bourneville l'observation suivante :

« Je ne crois pas que l'on puisse signaler un « seul symptôme qui présente dans la contrac- « ture permanente, une valeur pronostique « absolue. La trémulation convulsive des « membres contracturés, provoquée ou surve- « nant spontanément (épilepsie spinale to- « nique), un certain degré d'émaciation des « masses musculaires, un peu d'amoindrisse- « ment dans l'énergie de la contractilité hys- « térique ne devraient pas, si j'en juge par « les observations qui me sont propres, faire « désespérer complètement de voir la contrac- « ture disparaître sans laisser de trace. Au « contraire, l'atrophie, limitée plus particuliè-

« rement à certains groupes de muscles, sur-
« tout s'il s'y joignaient des contractions fibril-
« laires analogues à celles qu'on observe dans
« l'atrophie musculaire progressive et un
« affaiblissement très notable de la contracti-
« lité faradique, devraient faire supposer
« que, non seulement les cordons latéraux
« de la moelle sont profondément lésés, mais
« que, en outre, les cornes antérieures de la
« substance grise ont été envahies. Je n'ai ob-
« servé, jusqu'à présent, ces derniers symptô-
« mes que dans des cas de contracture hysté-
« rique très ancienne et qui ne laissaient plus
« guère d'espoir de voir les membres affectés
« reprendre jamais leurs fonctions normales.
« J'ajouterai enfin que l'existence d'une lé-
« sion organique spinale plus ou moins pro-
« fonde serait mise à peu près, hors de doute
« si, sous l'influence du sommeil déterminé
« par le chloroforme, la rigidité des membres
« ne s'effaçait que lentement ou persévérait
« même à un degré prononcé. A mon avis,
« tant que ces symptômes ne sont pas nette-
« ment accusés, il ne faut désespérer de rien.
« Mais il faut tenir compte que la contrac-
« ture est un symptôme d'hystérie grave,
« invétérée, que, si elle disparaît, elle peut
« être remplacée par d'autres manifestations
« plus graves qu'elle. »

Parmi ces dernières manifestations, Charcot a étudié l'anurie chez une malade atteinte de contracture.

---

## ANESTHÉSIE ET HYPERESTHÉSIE

Aux désordres qui, sous les formes diverses de ces paralysies, de ces contractures, frappent la motilité, le mouvement chez les hystériques, viennent se surajouter, non moins caractéristiques, non moins habituels, des troubles de la sensibilité...

Etroitement liés les uns aux autres dans leurs manifestations pathologiques, faisant partie intégrante, indissoluble, du même bloc symptomatique, ils complètent, les uns par les autres, la physionomie déjà si tourmentée de cette spéciale névrose.

Ces troubles de la sensibilité sont de deux ordres, absolument contraires : l'Anesthésie, l'Hyperesthésie...

### Anesthésie

*Anesthésie.* — Beaucoup plus commune que l'Hyperesthésie, l'Anesthésie consiste dans la perte totale ou incomplète de la sensibilité soit de tout le corps (ce qui est extrêmement rare) soit de la moitié, et, le plus souvent, de la moitié gauche du corps, soit enfin de quelques points de l'enveloppe cutanée, sur une étendue parfois très limitée.

Elle s'accompagne parfois d'une *ischémie*, caractérisée par la pâleur et le refroidissement relatif des parties anesthésiées et qui se traduit parfois par la difficulté qu'on éprouve à tirer du sang de ces mêmes parties.

Dans ses leçons, Charcot mentionne qu'il a vu, chez une femme hémi-anesthésique, les sangsues appliquées sur les régions privées de sensibilité, donner très difficilement du sang, tandis que celles placées du côté opposé en fournissaient normalement.

L'anesthésie n'a pas toujours les mêmes degrés de gravité, de profondeur, d'étendue.

Dans les cas les plus graves, elle n'intéresse pas seulement la peau, mais pénètre encore les muscles, atteint les os, en sorte qu'une épingle peut traverser toute l'épaisseur du membre sans que le malade en ait conscience, en ressente la moindre douleur.

Dans ce cas, les muscles sont le siège d'une parésie, plus ou moins complète, qui entraîne la perte des mouvements soit de tous les membres, soit, plus habituellement, de la moitié du corps avec, dans ce dernier cas, une abolition des sens du côté paralysé, soit, dans les autres cas, de presque tous les sens.

Briquet en cite une observation qui peint admirablement cet état épouvantable :

« J'ai vu une jeune fille dont toute la peau « et tous les muscles étaient anesthésiés; elle « avait perdu l'ouïe et la vue du côté gauche, « elle n'avait plus ni odorat, ni goût, elle ne « distinguait pas la saveur des aliments « qu'elle prenait. Elle entendait difficilement. « Obligée de rester au lit toute la journée à « cause de la faiblesse de la contractilité des « muscles, elle ne pouvait se servir de ses « mains qu'à l'aide de la vue qui était, en « quelque sorte et dans quelle condition ! le « seul sens qui gouvernait tout. L'insensibi- « lité de ses membres était si profonde qu'en « lui bandant les yeux, on pouvait l'enlever « de son lit, la poser presque nue sur le car- « reau, puis la replacer dans son lit sans « qu'elle eût la moindre idée de ce qui s'était « passé. Elle comparaît la sensation qu'elle « éprouvait à ce que devait éprouver une per- « sonne suspendue en l'air par un ballon. »

Mais ce cas est tout à fait exceptionnel, car, alors même qu'elle est très prononcée, l'anesthésie se cantonne dans un côté, le plus fréquemment le côté gauche du corps, formant ainsi une hémi-anesthésie, correspondant aux limites de l'hémiplégie. Ces limites de l'hémi-anesthésie sont représentées par le plan vertical, médian d'avant en arrière qui est supposé partager le corps en deux parties égales; or, cette insensibilité ne dépasse pas d'un *millimètre*, la ligne médiane.

Ce qui confirme les rapports intimes entre l'hémiplégie et l'hémi-anesthésie, c'est que lorsque celle-ci est très marquée, il en résulte une perte complète du mouvement musculaire, non pas seulement des membres mais encore de la moitié de la figure correspondante au côté paralysé (paralysie faciale). Ces troubles s'accompagnent de l'abolition des sens dans ce même côté, d'où se constitue tout à la fois une hémiplégie de *mouvement* et de *sensibilité* que Charcot a nommé: Hémiplégie *flasque* par opposition à l'hémiplégie avec contracture.

Cette hémiplégie flasque peut débuter brusquement à la suite d'une émotion morale, d'une attaque hystérique ou épileptiforme mais par les symptômes, elle est fort difficile, surtout si le malade est dans l'assoupissement, à distinguer de l'hémiplégie causée par l'hémorragie ou le ramollissement du cerveau. On ne peut en effet, baser avec certitude le diagnostic sur la concordance de l'abolition des sens avec la paralysie des membres du même côté, puisqu'on observe les mêmes signes, identiquement semblables, dans certaines hémiplégies symptomatiques.

En règle générale, les cas les plus fréquents sont ceux où l'anesthésie est limitée à une partie plus ou moins étendue, souvent même restreinte soit de la peau ou des membres, n'intéressant qu'elle, soit d'une des muqueuses coïncidant, ou non, avec l'anesthésie cutanée.

Cette dernière anesthésie porte plus particulièrement sur la muqueuse oculaire gauche... on la rencontre chez presque toutes les femmes hystériques où elle s'accompagne d'une achromatopsie, étudiée spécialement par Galezowski.

Lorsque, dans l'hystérie, la sensibilité de la peau est plus atteinte, il se produit, alors même que le sens du tact persiste, de l'analgésie et de la thermo-anesthésie...

En sorte que, ainsi que le conseillait Lasègue, il faut toujours chercher la perte de la sensibilité, car les femmes, complètement analgésiques, ignorent l'anesthésie dont elles sont atteintes.

Nous avons déjà dit que l'anesthésie est plus fréquente à gauche qu'à droite, mais voici, par ordre, également de fréquence, ses sièges de prédilection :

4

Les membres supérieurs.
La peau du tronc.
Les membres inférieurs.

Dans ces divers sièges et lorsque l'étendue de l'anesthésie est limitée, il n'est pas rare de remarquer que la disposition qu'elle affecte est beaucoup plus en rapport avec la distribution des vaisseaux sanguins qu'avec le trajet des troncs nerveux.

C'est ainsi, que par une bizarrerie inexplicable, l'anesthésie se manifeste plus fréquemment aux extrémités des membres qu'à leurs parties rapprochées du tronc, et plutôt à leur face externe qu'interne; elle débute par la peau des parties périphériques, telles que les extrémités des doigts, la face externe des membres, les coudes, les poignets, les genoux, les malléoles. De préférence également, elle frappe la muqueuse oculaire gauche.

Il y a perte totale ou partielle de l'odorat, du goût, lorsqu'elle atteint la sensibilité des muqueuses nasale, buccale, mais, le plus souvent, (ce qui a une grande importance pour le diagnostic,) c'est la muqueuse pharyngée qui est anesthésiée.

L'anesthésie peut également s'étendre à la muqueuse anale, aux deux grandes lèvres, à la vulve du vagin, en sorte que, dans ce dernier cas, il résulte une abolition de la sensibilité génésique qui affirme la fausseté de cette légende par laquelle on attribue, aux hystériques une prédisposition particulière à la lubricité.

Cette anesthésie, qui se localise dans une partie plus ou moins étendue de la peau et des muqueuses, peut atteindre d'emblée son maximum d'intensité soit après une attaque soit consécutivement à une vive émotion morale, même chez les sujets atteints d'hystérie convulsive, mais sans attaque, mais généralement ses manifestations sont lentes, progressives, précédées de sensations de fourmillements, de picotements dans la région menacée d'insensibilité; cependant, ces sensations prémonitoires peuvent ne pas exister.

La durée de l'anesthésie légère est très passagère; elle n'excède pas une durée de quelques heures, et celle qui occupe une portion médiocrement étendue de la peau après un développement lent, disparaît assez facilement; mais il n'en est plus de même quand l'anesthésie est très étendue, qu'elle est presque générale et occupe au tronc toutes les parties *contenantes*. Il est en effet, à remarquer que, dans ce dernier cas, elle respecte les *viscères*, qui n'en sont jamais atteints.

Lorsqu'elle pénètre dans l'épaisseur d'un

membre jusqu'aux os, l'anesthésie est d'une ténacité désespérante.

La paralysie réflexe de l'épiglotte, dont nous avons déjà parlé et qui est un symptôme important de l'hystérie, doit être rapportée à l'anesthésie de la muqueuse de l'isthme du gosier et considérée comme un phénomène secondaire à une insensibilité analogue à celle qui provoque la perte incomplète du goût... du reste, celle-ci et celle-là coexistent fréquemment.

Cette paralysie, d'origine anesthésique, consiste dans l'absence de la contraction spasmodique des muscles du pharynx et, consécutivement du mouvement antipéristaltique de l'œsophage qui suscite ce mouvement du diaphragme provoqué en portant le doigt ou un corps étranger au fond de la bouche.

Il en résulte qu'on peut, chez les hystériques, en glissant doucement le doigt sur la langue, en évitant autant que possible, de toucher le voile du palais, arriver sur l'épiglotte, l'explorer, ainsi que les replis aryteno-épiglottiques, sans donner lieu à ce qu'on désigne vulgairement sous le nom de soulèvement du cœur.

Quoiqu'on en ait dit, on ne peut cependant considérer cette paralysie réflexe comme symptôme pathognomonique de l'hystérie, car on l'observe dans d'autres maladies que cette névrose : dans l'épilepsie, les accidents saturnins... etc.

## Hyperesthésie

C'est l'exagération de la faculté de sentir, portée jusqu'au point de donner lieu à du malaise ou à de la douleur sans qu'il y ait de modification matérielle durable des tissus.

Ces troubles de l'hyperesthésie peuvent se manifester dans tous les organes auxquels se distribuent les nerfs de la vie de relation; ils ont, pour siège particulier : la peau, les muscles, les articulations, les nerfs, les différents organes des sens, les bronches, l'estomac, les intestins, les reins, la vessie, enfin les organes génitaux.

Dans une des formes de l'hystérie, Charcot attribue un rôle vraiment prédominant à l'ovaralgie.

L'hyperesthésie de la peau est beaucoup moins commune que l'anesthésie, mais elle survient à peu près dans les mêmes conditions, c'est-à-dire après des attaques, des peines morales ou de simples contrariétés chez les femmes affectées d'hystérie non convulsive.

Un fait très important à signaler, est que l'hyperesthésie cutanée se présente comme une extension de l'hyperesthésie des parties sous-jacentes. De même que l'anesthésie, elle a une intensité qui varie depuis une simple exagération de la sensibilité normale, qui se manifeste surtout par les temps d'orage, jusqu'à être caractérisée par une exaltation de la sensibilité telle que la pression du doigt exercée sur une partie hyperesthésiée donne lieu à une sensation qui se rapprocherait de celle qui résulte de la piqûre par un faisceau d'aiguilles.

L'étendue de cette dermalgie est très dissemblable; rarement, elle est généralisée à toute l'enveloppe cutanée; Beau en a observé trois cas: alors les malheureuses patientes ne peuvent se servir de leurs mains pour saisir un objet, de leurs pieds pour marcher, en un mot, accomplir le moindre mouvement, attendu que même le plus léger contact, le plus mince frôlement sont pour elles de véritables souffrances, en sorte que même le sommeil, dans le décubitus au lit, leur est interdit.

Le plus souvent elle n'occupe qu'une région très limitée, mais peut avoir des sièges très différents; c'est ainsi qu'elle occupe par exemple, le côté droit alors que le côté gauche est hémiplégique ou qu'elle alterne avec le côté privé de sensibilité.

Contrairement à l'anesthésie, l'hyperesthésie occupe, de préférence, le côté *droit* du corps, dans sa moitié, comme l'hémiplégie; dans d'autres cas, elle se borne soit au tronc, ou à une de ses parties, à un des membres, aux mains et aux pieds.

Deux sièges particuliers sont à signaler :

1° Les grandes lèvres et la vulve.

L'hyperesthésie provoque, en ce cas, un vaginisme qui se distingue du vaginisme vulgaire, principalement parce que les moyens dilatateurs l'exaspèrent au lieu de l'amender.

2° La peau de la mamelle.

L'hyperesthésie y donne lieu à des douleurs si intolérables, s'étendant en même temps à toute l'épaisseur de la glande que, dans deux cas, des chirurgiens avaient conseillé l'amputation.

Toutefois, quoique fort pénible, la dermalgie hystérie n'entraîne pas de conséquences graves et disparaît soit spontanément, soit sous l'influence d'un traitement approprié.

Mais les diverses médications échouent souvent devant l'hyperesthésie vulvaire.

L'hyperesthésie des muscles, déjà signalée dans la rachialgie et l'épigastralgie, peut s'étendre avec une intensité variable aux muscles de la partie antérieure du thorax, à ceux des membres supérieurs et inférieurs.

Son intensité se gradue du simple engourdissement à des élancements très douloureux qui, dans certains cas, s'accompagnent de la contracture de tous les muscles hyperesthésiés et provoquent une réaction fébrile d'une certaine durée.

L'hyperesthésie des articulations amène quelques erreurs de diagnostic, car, cette arthralgie simule les douleurs du rhumatisme musculaire; elle ne se développe *toujours* que chez des sujets en proie depuis longtemps soit à des attaques, soit à des symptômes de l'hystérie non convulsive confirmée : c'est un point important pour le diagnostic.

En général, l'arthralgie hystérique est mono-articulaire.

Ses principaux sièges sont : la hanche ou le genou, cependant elle peut occuper soit les deux épaules, soit toutes les grandes articulations des membres inférieurs ou elle est plus fréquente qu'aux membres inférieurs.

Son développement peut être lent, gradué; mais, dans la moitié des cas, la douleur apparaît brusquement, avec une grande vivacité, soit sans cause appréciable, soit après un effort, une chute, un traumatisme atteignant l'articulation, soit en simple remplacement d'une autre hyperesthésie.

La douleur, très violente et de nature lancinante, est tantôt intermittente, tantôt continue.

L'arthralgie ne siège jamais dans la synoviale, et les mouvements de l'articulation hyperesthésiée, de même que la pression des cartilages de cette articulation n'augmentent pas la douleur, ainsi qu'il en arrive dans le rhumatisme articulaire et ce point de diagnostic différentiel est d'autant plus utile à rechercher que Brodie dit avoir vu, dans quelques cas, un gonflement, assez notable, de l'articulation douloureuse et consécutivement du membre entier.

L'arthralgie-hystérie peut, en outre, s'accompagner d'une rétraction spasmodique de la cuisse qui fut, par erreur, dans un cas rapporté par Georget, traité pour une luxation spontanée de l'articulation coxo-fémorale.

Comme pour toutes les autres hyperesthésies, l'arthralgie a une durée très variable.

Les *névralgies intercostales* sont également communes chez les hystériques, mais moins cependant que la *céphalalgie.*

Il importe de savoir, à ce sujet, que les céphalalgies fréquentes et surtout des migraines réitérées, chez les enfants, précèdent souvent l'éclosion de l'hystérie et constituent un symptôme prodromique de la névrose.

On doit donc, en conséquence, entourer de

soins les sujets ainsi prédisposés à l'hystérie pour éviter que la névropathie se confirme.

La céphalalgie se présente sous la forme de l'hémicranie (migraine) mais fréquemment, elle est limitée en un point que Sydenham a dénommé le *clou* hystérique et qui est un symptôme constant de l'hystérie.

Le *clou hystérique* peut siéger sur toutes les parties de la tête mais, le plus ordinairement, il occupe les régions temporales et surtout syncipitales.

La douleur en est extrêmement violente, quoique superficielle. Son étendue varie de l'ongle à celle d'une pièce de cinq centimes. Elle arrache aux malades des gémissements, des cris... elle ressemble, tantôt à la douleur que causerait un coin de fer qu'on enfoncerait dans la tête, tantôt à celle que provoquerait un morceau de glace et tantôt au contraire, un charbon ardent.

Elle est fixe, ne se déplace pas et s'accompagne de frissonnements, de vomissements et quelquefois de fièvre.

Ce qui établit que la douleur est superficielle, c'est que, souvent, elle est soulagée par une forte pression exercée sur le lieu douloureux.

Les organes des sens acquièrent par l'hyperesthésie une finesse, une acuité remarquables, qui expliquent certains faits attribués au magnétisme.

La *toux hystérique* qui ne se montre que chez des malades atteints depuis longtemps d'hystérie convulsive, provient d'une hyperesthésie de la muqueuse laryngo-bronchique. Cette toux peut être continue, incessante, mais, le plus souvent, elle revient par accès une ou plusieurs fois par jour, irrégulièrement ou régulièrement, au contraire, aux mêmes heures, surtout le matin. Elle ne donne lieu à aucune expectoration, ce qui, avec l'absence d'accès la nuit, constitue un caractère très important de la toux hystérique.

Quand, à l'hyperesthésie, vient se joindre un spasme des voies aériennes, cette toux peut présenter d'autres caractères.

Lorsque les muscles constricteurs de la glotte entrent seuls en convulsion, l'inspiration est difficile... il y a des accès de suffocation tels qu'on peut être obligé de recourir à la trachéotomie pour prévenir la mort.

Lorsque la convulsion se généralise à tous les muscles du larynx, elle entraîne la perte subite de la voix, et si elle s'étend en même temps aux muscles de la poitrine, des parois abdominales et au diaphragme, elle donne lieu à des miaulements, à de l'aboiement, tantôt continus, tantôt par accès, comme la toux.

Mais on doit rapporter à un trouble cérébral et non à des spasmes des organes de la phonation, l'aphasie, l'interposition involontaire, dans la conversation de certaines hystériques, de mots grossiers, ou de blasphèmes dont elles ne peuvent se défendre.

Il en est de même pour les désordres de la parole, les accès de rire ou de pleurs incoercibles qu'on rencontre chez quelques autres et qui peuvent devenir contagieux dans des pensionnats de jeunes filles.

Le spasme du pharynx et de l'œsophage est associé à de l'anesthésie, lorsque leur hyperesthésie existe exceptionnellement, il existe un état extrêmement pénible : chaque bouchée d'aliments et chaque gorgée de boisson provoquent la strangulation par contraction convulsive des muscles du cou, y compris les sterno-mastoïdiens; en outre les veines jugulaires se gonflent démesurément.

Nous avons déjà vu que l'hyperesthésie de l'estomac, existant avec le spasme, donne lieu à des vomissements incoercibles; mais si l'exaltation de la sensibilité est moindre, elle suscite une hypersécrétion gazeuse qui se traduit par des éructations bruyantes, excessivement désagréables que, chez certaines hystériques, on voit se renouveler après chaque repas.

Le spasme est très obscur dans l'intestin :

on lui attribue la formation, dans l'intestin grêle, de pseudo-tumeurs constituées par des anses intestinales distendues par des gaz qui se trouvent comme emprisonnés entre deux parties de l'intestin contracturé et qui, dans certaines circonstances, semblent monter du bas-ventre au creux épigastrique.

On les provoque presque à volonté, en comprimant, chez certaines malades, la fosse iliaque gauche.

Au lieu de spasme, l'hyperesthésie de l'intestin donne bien plus souvent lieu à de la pneumatose qui se traduit par des coliques plus ou moins vives, apparaissant brusquement, disparaissant de même après une certaine durée, pendant lesquelles le ventre, rendu bruyant par les borborygmes dont il est le siège, est tendu et plus ou moins ballonné, parfois même au point de rendre la respiration courte et de donner lieu à des palpitations.

Les affections des voies urinaires, causées par l'hyperesthésie, c'est-à-dire la cystalgie et la néphralgie, symptomatiques de l'hystérie, ainsi que l'hépatalgie, décrite par Beau qui peut, chez les hystériques, simuler les coliques hépatiques, sont des manifestations assez rares de la névrose.

Mais il n'en est pas de même de la connaissance d'une autre affection abdominale de cette maladie, dont les symptômes sont presque semblables à ceux que suscite l'inflammation suraiguë de la séreuse pelvienne, c'est-à-dire d'une pseudo-péritonite.

Dans cette maladie « il est très rare, dit Briquet, que les malades ne soient pas, en même temps, atteintes d'aménorrhée, de douleurs dans le haut des fesses, dans les annexes de l'utérus, et très rare que le travail qui se fait aux époques mensuelles, même chez les aménorrhéiques, n'amène pas un accroissement très notable des phénomènes de l'entéralgie », c'est-à-dire de la névralgie iléo-lombaire, disait Macotte; de l'ovaralgie, aurait écrit Charcot, bref, un accroissement notable des phénomènes de l'hystéralgie pour ceux qui, avec Malgaigne, se refusent à préciser hypothétiquement le siège de la névrose génitale.

Les malades sont prises, après un peu de malaise hypogastrique, d'une douleur subite, vive dans l'une des fosses iliaques, plus souvent la gauche.

Cette douleur s'étend bientôt dans tout le bas-ventre, puis se généralise à l'abdomen qui devient dur, tendu, ballonné et si sensible que non seulement le poids des couvertures est insupportable mais que la moindre pression de l'hypogastre, le toucher vaginal arrachent des plaintes, de sorte qu'on peut croire qu'on a affaire à une métro-péritonite des plus intenses capable d'entraîner la mort dans les vingt-quatre heures.

Sous l'influence du ballonnement considérable du ventre, la respiration et la circulation sont entravées, au point qu'on a vu le pouls monter de 120 à 140 pulsations et les mouvements respiratoires, exceptionnellement à 60 par minute; en même temps les traits s'altèrent, la face se décompose, pâlit, devient livide, le nez s'effile, les yeux s'enfoncent dans l'orbite de manière à offrir le facies hippocratique que présentent les malades atteintes de péritonite généralisée très grave.

Toutefois, le plus souvent, on trouve simplement les symptômes d'une pelvi-péritonite qui donnerait lieu à des douleurs dont l'intensité serait en désaccord avec la bénignité de la réaction générale et avec le peu de vomissements auxquels sont en proie les malades.

Les douleurs, à caractère névralgique, sillonnant toute la ceinture pelvienne, sont atroces, cruelles...

Certaines hystéralgies reparaissent chaque mois à l'époque menstruelle, et donnent lieu à une dysménorrhée dont les douleurs vives ne cessent pas toujours au juste avec l'époque mais parfois se prolongent pendant quelques jours après celle-ci.

Il est ainsi une série intermédiaire entre les hystéralgies dysménorrhéiques, et celles intermittentes ou continues.

Chez les hystériques qui, sous l'influence de ces hystéralgies, symptomatiques de la névrose à laquelle elles sont en proie, ont des douleurs d'hyperesthésie hypogastique, imitant, sous beaucoup de rapports les souffrances auxquelles donnent lieu les inflammations péri-utérines chroniques, on arrive à susciter des attaques d'hystérie, en comprimant un point déterminé des fosses iliaques qui est censé correspondre exactement à l'ovaire.

Le fait est incontestable; mais cette compression, dite ovarienne, du point des fosses iliaques, surtout de la fosse iliaque gauche, ne suscite d'attaque que chez les hystériques affectées de la forme convulsive. On ne peut donc pas en conclure que cette névrose est constamment liée à une affection des ovaires.

A côté de cette possibilité de susciter une attaque d'hystérie par cette pression exercée dans la fosse iliaque et agissant par un réflexe de la sensibilité, Charcot a appelé l'attention sur cette possibilité remarquable d'arrêter l'attaque convulsive en comprimant très énergiquement la fosse iliaque et alors même que cette attaque est artificielle, c'est-à-dire amenée par une pression légère modérée de la pression ovarienne.

Sous l'influence de la pression exercée avec le poing, il se produit un arrêt momentané de la respiration, des mouvements de déglutition et, aussitôt après, le retour de la connaissance.

Guéneau de Mussy a arrêté également des attaques d'hystérie par une constriction énergique exercée au niveau de l'os hyoïde et en déterminant ainsi une sorte de strangulation.

Bitot rapporte l'observation d'un hystérique mâle dont les crises convulsives étaient arrêtées par la compression du testicule gauche.

Mais ces attaques provoquées, aussi bien que l'efficacité de ces pressions *d'arrêt*, ne se produisent que chez les malades chez lesquels existe une douleur de la fosse iliaque : soit que cette douleur provienne d'une dermalgie circonscrite, comme l'a indiqué Todd; soit d'une hyperesthésie des muscles de la fosse iliaque (cœlialgie de Briquet) soit enfin du fait d'une ovaralgie, d'où Charcot a tiré une forme particulière de l'hystérie : la forme ovaralgique.

Les *spasmes*, tels ceux des voies aériennes (toux) des voies digestives (vomissements incoercibles) des voies urinaires (coliques néphrétiques nerveuses) sont également associés à l'exaltation de la sensibilité de chacune de ces muqueuses.

## ATTAQUE D'HYSTÉRIE

Tous les hystériques n'ont pas d'attaque; un grand nombre même en est exempt, et l'hystérie ne se manifeste chez eux que par des bizarreries de caractère, une impressionnabilité et des fantaisies qui caractérisent la femme simplement nerveuse.

D'autres ne sont atteints que de la petite hystérie où l'attaque se borne à des sifflements d'oreille, à des battements céphaliques... Les objets tournent autour d'eux, mais il n'y a jamais de perte de connaissance et la chute est rare... il n'existe pas non plus de convulsions, mais, après ces vertiges violents, il s'établit un mal de tête, consistant en une constriction frontale et temporale, pendant lequel la peau est douloureuse au niveau des tempes.

Ces accès ne *surviennent jamais la nuit*, mais lorsque le malade cause, vaque à ses occupations ordinaires; il n'éprouve jamais l'envie de pleurer, de rire; toutefois il peut présenter, soit en-dessous des mamelons, soit dans la fosse iliaque, quelques points hysperesthésiques, quoique non positivement hystérogènes; au niveau de ces points, la pression occasionne de la douleur.

Mais il en est malheureusement beaucoup qui sont torturés par les attaques dites de grande hystérie et, dont, d'après les ouvrages si documentés des Drs Gilles de la Tourette et P. Richer, nous allons décrire la triste physionomie.

L'hystérie se compose des stigmates que nous avons étudiés dans la symptomatologie et des paroxysmes, tels que la paralysie et la contracture à l'état permanent; mais parmi les paroxysmes aigus, le plus important est, sans contredit : le *paroxysme convulsif* ou attaque d'hystérie proprement dite.

Dans la genèse directe de l'attaque convulsive, il y a deux cas à considérer :

1° L'attaque a été ou semble avoir été la première et soudaine révélation de la névrose.

2° L'attaque est un aboutissant, pour ainsi dire; elle apparaît chez un sujet présentant depuis longtemps les stigmates de la névrose en dehors du paroxysme convulsif.

Mais, lorsque l'attaque se montre d'emblée, il a toujours fallu, pour lui donner naissance, des causes très actives: telles que la terreur éprouvée d'un incendie, d'un viol, d'un accident.

Et il en est de même des hommes comme des femmes.

En résumé, tout ce qui peut influencer, au suprême degré, l'esprit du sujet, enfant ou adulte, homme ou femme, est susceptible de déterminer la première manifestation de l'hystérie sous la forme d'une attaque et plus particulièrement, d'une attaque convulsive.

Parmi ces causes d'attaques convulsives, il faut signaler les pratiques intempestives de l'hypnotisation.

Quelquefois, l'attaque convulsive-type ou grande attaque hystérique revêt le caractère de l'apoplexie brutale, mais, ordinairement, elle est précédée d'une *aura* qui comprend : les *phénomènes prodromiques* de l'attaque et ceux de l'*aura proprement dite*.

Les premiers se passent dans la sphère psychique ou intellectuelle; telles sont les modifications de caractère, les tristesses, les impatiences, une activité inaccoutumée, aussitôt suivie d'apathie et de mutisme.

Les hommes sont taciturnes, querelleurs, ils recherchent la solitude.

Dans les deux sexes, il n'est pas rare de constater des hallucinations passagères de la vue.

L'intensité et la durée de ces prodromes varient de quelques minutes à quelques heures.

Mais la volonté peut avoir une influence d'arrêt sur ces prodromes de l'attaque; toutefois elle n'obtient de résultat qu'au prix d'une lutte morale de tous les instants et tellement fatigante pour le sujet que, dans la majorité des cas, il préfère s'abandonner à l'évolution ordinaire de l'attaque.

En revanche, cette influence de la volonté est nulle sur les phénomènes de *l'aura proprement dite.*

Les auras sont très variées, et, le plus souvent, d'ordre sensitif ou sensoriel, quelquefois elles sont *motrices*.

A cette période de l'attaque hystérique, il y a une exaltation générale de toutes les zones hyperesthésiques ou hystérogènes, de tous les stigmates qui existent chez le malade.

A part les cas où cette exaltation des zones donne lieu à des douleurs, de caractère névralgique, bien plus souvent, pendant l'attaque convulsive, à l'exaltation des zones succède une *anesthésie totale* dont la disparition marquera la fin du paroxysme.

En outre du *clou hystérique* dont nous avons parlé précédemment, les phénomènes céphaliques, d'où dérivent une accentuation des perversions du goût, la sécrétion abondante et aqueuse de salive, la perception d'odeurs, le plus souvent nauséabondes, l'obnubilation passagère de la vue ou même une cécité complète, les bourdonnements d'oreille avec rétrécissement du champ auditif, les sifflements accompagnés parfois de vertige, de battements douloureux des tempes, les phénomènes céphaliques manquent rarement au début des paroxysmes convulsifs ou autres.

On observe aussi des troubles vaso-moteurs que révèlent des rougeurs ou des pâleurs excessives.

Mais, de tous ceux-là, le phénomène, le moins variable et le plus fréquent, est l'aura spéciale connue sous le nom de *aura ovarienne* ou *abdominale*.

La pression ou l'exaltation de la zone hystérogène située dans la fosse iliaque gauche donne lieu à une sensation particulière de constriction épigastrique, de même que l'exaltation des zones de la région sus-abdominale produit primitivement la sensation de strangulation.

Chez la femme, donc, la région abdominale latérale, qui est occupée par une zone ovarienne, devient le siège d'élancements douloureux; cette douleur tend à s'irradier dans tout l'abdomen et gagne rapidement la région épigastrique.

Les malades éprouvent la sensation de la *boule* ou du *globe hystérique* qui, semblant suivre le trajet de l'œsophage, arrive au cou, saisit, pour ainsi dire, le sujet à la gorge, produisant les phénomènes extrêmement pénibles d'une strangulation imminente.

Le malade s'agite, pousse des cris sourds ou aigus, fait des efforts de déglutition, d'inspiration, cherche à arracher, de ses mains crispées, le lien imaginaire qui l'étrangle; sa face pâlit puis se congestionne, les yeux roulent dans l'orbite, puis, brusquement, le malade tombe; l'attaque est commencée.

La durée de l'aura proprement dite est toujours très courte.

Chez l'homme, l'aura, à point de départ abdominal, est fréquente; ses zones hystérogènes sont les zones pseudo-ovariennes et les zones testiculaires... les autres phénomènes de l'aura sont absolument identiques.

Au moment de la sensation de strangulation et à celui qui précède la chute, la perte de connaissance n'est pas encore complète, car, comme s'il pressentait l'imminence de cette chute, le malade ne tombe pas indifféremment comme l'épileptique; il a parfois le temps et la pensée de choisir un lit.

Du reste, ce n'est qu'à l'instant de la strangulation que l'hystérique pousse un ou plusieurs cris qui sont également fort différents de celui que pousse l'épileptique.

La grande attaque hystérique, décrite par Charcot et ses élèves, se compose d'une série de phases ou périodes dont Grasset a condensé les principaux traits dans le tableau suivant :

| | | |
|---|---|---|
| **Période prémonitoire** | Prodromes | Troubles psychiques et hallucination. |
| | Aura hysterica | Troubles des fonctions organiques. Troubles de la motilité. Troubles de la sensibilité. |
| **Première Période** Période épileptoïde | Phase de début | avec mouvements. |
| | Phase tonique | avec immobilité tétanique. |
| | Phase clonique. | |
| | Phase de résolution musculaire. | |
| **Deuxième période** Période des contorsions et des grands mouvements. Clownisme | Phase des contorsions et les attitudes logiques. | |
| **Troisième Période** | Période des attitudes passionnelles ou des poses plastiques. | |
| **Quatrième Période** | Période de prolongation : période de délire (délire, hallucinations, zoopsie, troubles du mouvement). | |

## PREMIÈRE PÉRIODE

D'après Charcot, l'hystérique ne pousse pas de cri en tombant, et il y a perte de connaissance complète, aussitôt après la chute... Tous les modes de sensibilité générale ou spéciale sont abolis dès ce moment, et, à son réveil, le malade ne garde aucune mémoire de cette période.

Aussitôt après la chute, se déroule la phase tonique de la période épileptoïde.

Les convulsions toniques ont une physionomie particulière suivant les malades... elles sont générales, mais, le plus souvent, il y a prédominance d'un côté... La tête se raidit, se renverse lentement en arrière, faisant saillir le cou qui se gonfle ou bien demeure rectiligne, un peu penché en avant entre les deux épaules qui se relèvent... la face est excessivement pâle, mais ne tarde pas à se congestionner; le front se ride, les yeux convulsés cachent habituellement leurs pupilles sous la paupière supérieure ou roulent dans l'orbite... la pupille est dilatée ou, quelquefois, au contraire, elle semble resserrée.

L'immobilité n'existe pas plus à la face que sur le reste du corps... La bouche s'ouvre démesurément, la langue sort quelquefois et se meut d'une commissure à l'autre ou bien les mâchoires sont fortement serrées et, par un mouvement de déduction du maxillaire supérieur, la malade fait entendre un grincement de dents souvent très intense.

Le nez se plisse différemment.

Enfin toute la figure est grimaçante.

Cette distorsion de la physionomie se produit avec une lenteur relative et, par là même, se distingue de l'agitation convulsive et partielle des traits qui marque la phase clonique.

La respiration est brusque comme dans le phénomène de l'effort; de temps à autre, se produisent de profondes inspirations, et le soulèvement abdominal s'effectue alors aussi brusquement que l'ampliation thoracique... enfin on remarque un gonflement du cou, signalé dans les anciennes possessions démoniaques.

« Le plus souvent, dit le Dr P. Richer, les bras exécutent de grands mouvements de circumduction qui peuvent se décomposer ainsi : d'abord, mouvement de pronation avec flexion des poignets, le pouce contre la paume de la main est recouvert plus ou moins par les doigts profondément fléchis; puis, les bras s'élèvent, le coude se fléchit ensuite ramenant la main au niveau de la figure et le membre tout entier reprend sa position première, étendu le long du corps, en accusant le mouvement de pronation. Ces mouvements se répètent trois ou quatre fois de suite.

Les jambes sont, en même temps, animées de mouvements analogues, se fléchissant ou s'étendant tour à tour avec lenteur.

La convulsion se montre quelquefois d'un seul côté et un seul bras exécute le grand mouvement dont il vient d'être question.

Le tronc, pendant que les membres s'agitent, ne demeure pas immobile... il se tourne de côté, se fléchit ou s'étend.

Cette première période de la phase tonique est généralement très courte; sa durée varie de quelques secondes à une ou deux minutes.

Le malade est alors immobilisé, le plus fréquemment dans l'extension complète et le décubitus dorsal.

La tête est renversée en arrière, le cou gonflé au plus haut degré; les veines y dessinent des cordes saillantes; il est fortement cyanosé ainsi que la face devenue bouffie et dont les traits sont contracturés et immobiles.

Les bras sont étendus dans l'adduction et la rotation en dehors, le poignet fléchi, le poing fermé; parfois les deux mains, ramenées vers le milieu du corps, se touchent par leur dos et même se croisent.

Les membres inférieurs sont également dans

l'extension, les genoux fortement appliqués l'un contre l'autre et les pieds en pied bot equin, tournés en dedans ou en dehors.

Le tronc, raidi comme une barre de fer, repose sur le dos ou sur l'un des côtés; il est fréquemment courbé en arrière comme dans l'opisthotonos.

Telle est l'attitude la plus commune, mais qui peut varier beaucoup.

Le tronc et les membres, diversement fléchis ou étendus, donnent aux malades les positions les plus imprévues et les plus bizarres que l'on serait tenté de confondre avec les contorsions de la deuxième période, dont nous parlerons plus loin, si l'on ne remarquait qu'au tétanisme musculaire s'ajoutent ici deux phénomènes épileptoïdes importants : la perte de connaissance et le spasme de la respiration.

C'est ainsi que le corps courbé en arrière et ne reposant plus que sur les pieds et la tête peut simuler *l'arc de cercle* et que les bras étendus perpendiculairement au tronc peuvent faire croire à l'attitude du crucifiement qui est, parfois, une attitude passionnelle de la troisième période.

Sans discontinuité, apparaît la deuxième phase de la période épileptoïde ou phase clonique.

Elle débute par de rapides et brèves oscillations du membre tétanisé en premier lieu; puis ces phénomènes se généralisent aux autres membres et au tronc; les traits de la face sont agités convulsivement et la tête est animée d'oscillations rapides aussi bien que les autres membres.

La respiration suspendue jusqu'alors reprend péniblement; puis, elle s'effectue dans le plus grand désordre : l'inspiration est sifflante et l'expiration saccadée.

Il y a parfois des hoquets; des mouvements bruyants de déglutition se produisent et le ventre est agité de secousses avec borborygmes sonores.

Puis, le calme revient peu à peu; les convulsions disparaissent et font place au relâchement musculaire complet qui constitue la troisième phase de la période épileptoïde ou phase de résolution musculaire.

Le corps est dans le décubitus dorsal; la tête s'affaisse le plus souvent sur une épaule; la face est encore congestionnée et légèrement bouffie; les yeux sont fermés (les paupières sont agitées souvent de rapides oscillations), la respiration s'établit plus régulière, mais elle est parfois très bruyante. Il y a un véritable stertor et la salive battue s'écoule des lèvres entr'ouvertes et soulevées par l'air expiré.

Ce relâchement complet est parfois modifié par un certain degré de contracture affectant partiellement un membre ou le corps tout entier.

Cette contracture, lorsqu'elle existe, imprime au sujet, pendant la période de stertor, les attitudes les plus variées; le sommeil peut être aussi interrompu par des secousses générales qui soulèvent complètement le patient et le font parfois se ramasser en boule.

Mais il reste peu de temps dans cette position et retombe aussitôt dans le relâchement complet musculaire.

En moyenne, on peut dire que la période épileptoïde dure, dans son ensemble, deux, trois, quatre et cinq minutes, rarement davantage.

Mais s'il est difficile d'être précis sur la durée de toute la période épileptoïde, il n'en est pas de même relativement aux deux premières classes qui, lorsqu'elles sont complètes, ont sous ce rapport, une régularité remarquable.

Des moyennes prises sur diverses malades et pendant plusieurs états de mal, alors que les attaques se répètent un grand nombre de fois, ont toujours donné un chiffre se rapprochant de soixante secondes, se partageant par moitié pour les deux phases tonique et clonique; toutefois; il ne peut être question, pour ces subdivisions, que de moyennes très approximatives.

---

## DEUXIÈME PÉRIODE

La deuxième période se caractérise par une série de grandes convulsions, rappelant les sauts, les tours de force exécutés par les clowns dans les cirques, d'où son nom de : *clownisme* qui lui a été donné par Charcot.

Elle comprend deux phases :

1° Phase des attitudes illogiques ou contorsions.

2° Phases des grands mouvements.

Donc, aussitôt après la courte période de stertor, le malade entre dans la phase des attitudes illogiques ainsi dénommées pour les distinguer d'avec les attitudes passionnelles de la troisième période qui sont représentatives d'une idée ou d'une sensation.

L'une des plus curieuses et plus fréquemment notées est *l'arc-de-cercle* dont les formes se ramènent à trois principales : l'arc-de-cercle antérieur, postérieur, latéral.

Dans l'arc-de-cercle antérieur qui est le plus

fréquent, le malade repose uniquement, sur le plan du lit, par la tête et les talons, le plan antérieur du corps formant la convexité d'un arc à concavité postérieure.

Les bras sont accolés le long du tronc ou étendus dans l'axe de la tête; le corps dans son entier représente assez exactement l'arche d'un pont.

Le ventre, souvent météorisé, saillant, siège de borborygmes bruyants, exagère encore la courbe formée.

Le plus souvent, la tête est en contact avec le lit par l'occiput, mais l'arc peut s'accentuer au point que la face elle-même repose directement sur l'oreiller.

De même, les pieds peuvent toucher le plan du lit par la plante ou uniquement par l'extrémité des orteils; parfois un seul pied repose sur le lit, l'autre membre inférieur, contracturé en flexion, tend encore à fermer l'ouverture de l'arc.

Ou bien, les membres inférieurs étant étendus en haut ou horizontalement, le tronc se courbe en avant formant ainsi un arc de convexité postérieure.

Ou encore, le malade reposant sur un côté, le corps s'incurve et réalise l'arc-de-cercle latéral.

L'arc-de-cercle est complet ou incomplet.

On l'a encore observé sur un sujet debout; mais le cas est très rare.

L'arc-de-cercle dure peu de temps, il est exceptionnel qu'il se maintienne pendant dix minutes consécutives.

On peut peser sur le corps, en ayant soin de respecter les zones hystérogènes, sans faire fléchir, sans rompre l'arc; et la contracture des muscles est assez puissante pour que le sujet puisse être soulevé, tout d'une pièce sans qu'il cesse son attitude.

Dans l'arc-de-cercle, bien que les mâchoires soient serrées l'une contre l'autre, la face demeure sans expression.

En dehors de l'arc-de-cercle, il est difficile de décrire d'autres contorsions... car leur titre d'illogiques indique qu'elles sont des plus bizarres dans leurs variétés.

Aux attitudes illogiques, succède *immédiatement*, la phase des grands mouvements.

Lorsque l'arc-de-cercle a cessé, le corps retombe dans le décubitus dorsal; alors le tronc se porte violemment en avant à plusieurs reprises exécutant des *mouvements de salutation* étendus au point que, parfois, la tête s'incline jusqu'aux pieds; ou bien le mouvement se fait en sens inverse : les pieds sont projetés en l'air ou du côté de la tête, tandis que le tronc repose sur le lit.

Dans cette phase, les mouvements les plus variés s'exécutent avec rapidité; lorsqu'ils sont très étendus, ils jetteraient le malade à bas de son lit s'il n'était maintenu; ils acquièrent une violence inouïe, au point que plusieurs hommes suffisent à peine à maintenir une femme débile.

Chez les hommes, la vigueur devient extraordinaire; ils brisent leurs entraves, cassent les barreaux d'un lit en fer, mettent en lambeaux avec leurs mains, leurs dents, les oreillers, les draps, les matelas, tout en poussant des cris de rage rauques, inarticulés ou aigus qui s'entendent de loin.

## TROISIÈME PERIODE

La troisième période de l'attaque, dite des attitudes ou expressions passionnelles, est dominée par le rêve, déjà commencée, du reste, lors des grands mouvements, en sorte que la transition de la deuxième à la troisième période est difficile à déterminer.

Ces attitudes, qui répondent soit à des actes mentaux, soit à des hallucinations des divers sens, sont variées à l'instar du rêve lui-même qu'elles représentent.

Généralement, il existe une phase triste et une phase gaie, mais, presque toujours, il y a prédominance de la tristesse.

Le facies de l'hystérique, jusque-là atone, devient le siègè d'expressions diverses auxquelles contribue celle des yeux qui, jusqu'alors, étaient couverts par les paupières ou animés d'un mouvement de clignotement ou parfois même de sygmagmus.

On voit se produire successivement la mimique de toutes les expressions passionnées : de la terreur, de la colère, de la volupté.

La succession de ces expressions passionnées, auxquelles coopèrent non seulement les contractions des muscles du visage mais celles des membres et du tronc qui s'accompagnent parfois de cris qu'arrache la terreur ou la colère ou de paroles plus ou moins incohérentes, est plus ou moins complète chez les malades.

Elle est très souvent limitée à l'expression d'angoisse d'abord et de volupté ensuite, ce qui a puissamment contribué à accréditer l'opinion hippocratique (action morbide que l'utérus, non satisfait dans ses désirs, exerce sur toute l'économie féminine) surtout lorsqu'il y a (en même temps que le spasme cynique des yeux) une propulsion rhythmique du bassin et qu'on constate à la fin de l'accès une sécrétion abondante de mucus vaginal.

Du reste, on obtient facilement le récit du rêve qui domine l'attaque, qui met le malade en action pour ainsi dire, qu'il objective par les attitudes passionnelles.

Ainsi renseigné, on peut suivre avec fruit, en se guidant sur les attitudes elles-mêmes, les diverses phases du rêve.

Le rêve se rapporte le plus souvent aux événements qui dans la vie de l'hystérique ont joué un rôle prédominant, en particulier à l'émotion vive qui a été l'origne de la première attaque, si celle-ci n'est pas trop lointaine.

Les hystériques font la troisième période du paroxysme avec leurs rêves, leurs préoccupations de tous les jours; on y retrouve, *profondément gravée, l'empreinte de leur propre personnalité* (Legué et Gilles de la Tourette).

Si, pendant la deuxième période, les forces physiques sont décuplées, pendant la troisième, les actes psychiques ont une intensité extrême.

Les souvenirs obsèdent l'esprit avec une intensité et une netteté remarquables : phénomène curieux de reviviscence mentale, certains malades prononcent des phrases entières dans une langue étrangère, oubliée depuis longtemps, à l'état de veille.

Comme le cerveau n'est pas, à ce moment, entièrement fermé aux impressions du dehors, la moindre suggestion, susceptible de guider le sujet dans un sens déterminé, peut les porter parfois à opérations cérébrales qui sembleront véritablement extraordinaires.

C'est pendant l'exaltation psychique de cette période de l'attaque, revêtant un caractère somnambulique, que les grands prêtres interrogeaient les sibylles de l'antiquité et leur faisaient rendre leurs oracles.

Chez les femmes, les « aventures amoureuses » jouent souvent un rôle dans le rêve de l'attaque, quoique ce rôle ait été singulièrement exagéré à la faveur des idées qu'on se faisait de l'hystérie.

Par contre, dans la deuxième période, au moment de l'arc-de-cercle, des contorsions, il existe souvent des convulsions des muscles de l'abdomen, des mouvements rythmiques du bassin en avant, de bas en haut, de haut en bas; et quelquefois cette manifestation de jouissance voluptueuse devient si explicite qu'on lui a donné le nom de : *spasme cynique*.

Souvent, répétons-le, le rêve de l'attaque est dirigé par une de ces « aventures amoureuses » mais, dans cet ordre d'idées, plus souvent encore, il s'agit d'un viol, d'un attentat à la pudeur dont la malade a été victime.

Nous en donnons plusieurs exemples, dans tous leurs détails pour mieux caractériser le sens de ces attitudes passionnelles.

« Françoise Foulaine avait été violée par « un soldat qui avait voulu lui faire accepter « quelques pièces d'argent qu'elle avait refu- « sées. La troisième période de son attaque « reproduit toute une scène de viol avec ses « alternatives, de lutte et de défaillances; à « la fin, elle compte de l'argent qu'elle re- « pousse avec indignation. »

Une des malades du Dr M.-P. Richer avait été victime d'un viol à l'âge de dix ans. Pendant les grands mouvements, sa physionomie, où se peint l'effroi, indique que l'hallucination a commencé. En effet, si on la réveille à ce moment par la compression ovarienne, elle dit avoir peur de quelqu'un qui la poursuit; elle court, elle cherche à lui échapper.

C'est l'apparition de ce personnage dont le souvenir la poursuit avec la persistance d'une obsession, qui revient sans cesse imprimer à cette phase de l'attaque son caractère si pénible.

Les grands mouvements se terminent par une vive agitation.

La malade semble lutter pour se soustraire à des étreintes et ces paroles lui échappent : « Au secours!... au secours!... ah! vous ne m'aurez pas !... vous ne m'embrasserez pas !... il est minuit, rentrez !... je ne boirai pas !... moi, je ne suis pas maman... lâchez-moi ! »

Mais elle ne peut longtemps soutenir la lutte... tout d'un coup, elle supplie, ses mains sont jointes, ses bras tendus en avant... elle se roule sur le lit, en criant : « Pardon !... pardon ! »

Parfois, dans un mouvement plus accusé, elle se redresse, se met complètement à genoux... dans ses poses de plus en plus suppliantes, comme dans sa voix, dont l'accent devient plein d'angoisse et de terreur, on sent que le misérable ne se laisse pas toucher...

La scène se poursuit ainsi avec les attitudes passionnelles les plus saisissantes jusqu'à la consommation de l'acte... alors, elle se redresse furieuse, crie, montre le poing, crache à la figure de son agresseur.

Mais, soudain, la vision change.

Brusquement, la physionomie respire la gaieté; la malade demeure dans une pose extatique; tend les bras vers une personne imaginaire : « Viens !... viens ! » dit-elle.

Elle appelle d'une façon plus pressante en faisant signe avec le doigt; en même temps, elle montre une place à côté d'elle...

Ces mouvements sont répétés avec instance; enfin elle se renverse, ferme les bras, comme pour étreindre son fantôme et le couvre de baisers.

Le calme revient; elle prête l'oreille; elle se promène au bras de son amant dans un jardin planté de marronniers et danse aux sons d'une musique militaire.

Tous ces détails sont fournis, bien entendu, par la malade, en dehors de ses attaques.

Mais brusquement, elle se dresse sur son lit effrayée; elle est entourée d'animaux, de rats; elle frappe sur ses draps comme pour les tuer...

C'est le phénomène de la *zoopsie* qui se représente souvent dans l'attaque.

Puis elle se remet sur son séant, cache sa tête dans ses mains, déplore sa destinée... dès lors, commence un délire, plus ou moins long qui doit être rangé dans la quatrième période du paroxysme. »

Ainsi que nous l'avons dit, ces hallucinations érotiques se traduisent parfois par des spasmes cyniques, avec projections du bassin en avant, dont la description est facile à concevoir... elles sont suivies, quelquefois, chez la femme de véritables pollutions.

Pour en terminer avec ce sujet, voici, à titre de curiosité, quelques-unes de ces vieilles observations médicales que nos pères savaient si bien exposer avec leur franc et hardi langage.

« D'avantage, Béelzébuth (le démon) la « possédant (Nicolle) occupait tellement tout « le corps qu'il en jouait de telle sorte que « quelquefois, il semblait aux gestes, main- « tien, contenances et mignotises, estre celui « d'une plaisamment affectée et rusée putain, « impudiquement avec yeux étincelants regar- « dant et ce voulant même découvrir s'il n'eut « esté empesché par le religieux qui faisait « la conjuration. » *Le Thrésor*, p. 96.

« Madeleine de la Palud, cette ursuline qui « fit brûler le malheureux Gauffridi, curé des « Accoules, près Marseille, fut examinée par « Jacques Fontaines, « conseiller et médecin « ordinaire du Roy » qui trouva que « la « quatrième raison tirée de la faculté de « médecine », consiste ez pollutions qu'elle « endure lesquelles sont apperceues de ceux « qui sont auprès d'elle esmises avecques un « mouvement de tout le corps, sale et vilain. » (*Des marques des Sorciers*, 1611, p. 34, réimpression.)

Chez les hommes, la troisième période de l'attaque ne revêt qu'exceptionnellement, pour ainsi dire jamais, ce caractère érotique; ce sont les sentiments de colère qui dominent; ils les poussent à briser tout ce qui les entoure.

Nous avons néanmoins constaté une fois chez un adulte, à la suite d'un attaque, éminemment érotique, ces pollutions qui sont, en somme, peu fréquentes.

Bernutz n'en parle jamais chez l'homme et ne les a constatées qu'une fois chez la femme.

Ce qui doit être retenu encore de ces attitudes passionnelles c'est que, chez le même malade, les hallucinations et les attitudes, reviennent presque toujours semblables, dans le même ordre pour toutes les attaques, à moins qu'il ne se produise quelque événement nouveau susceptible de modifier l'état mental dont les hallucinations ne sont, en somme, qu'un reflet, toutefois singulièrement amplifié.

Les hallucinations impresionnent parfois si vivement l'esprit qu'au sortir de l'attaque, certains sujets croient réellement apercevoir à côté d'eux l'animal réel ou fantastique, le démon ou l'être humain qui les a tourmentés.

Charcot a établi une loi qui veut que les hallucinations se déroulent dans le champ visuel selon un sens déterminé : « Les chats, les rats, etc., courent en passant devant le malade, de gauche à droite ou de droite à gauche, suivant que l'hémianesthésie siège à gauche ou à droite.

Le point de départ de l'hallucination est toujours du côté anesthésié.

Mais le plus souvent, le fantôme passe aux

côtés de la malade, il vient de derrière elle pour s'évanouir en avant, et cela toujours du côté insensible. »

En plus, comme le *rouge* est la couleur dont la perception persiste en dernier lieu, chez les hystériques, les objets des hallucinations, animaux fantastiques ou autres, revêtent fréquemment cette couleur, au dire des malades. Quand l'achromatopsie est complète, tout leur paraît gris, terne, noir.

L'état de l'appareil visuel, en dehors des paroxysmes, est donc susceptible d'imprimer aux hallucinations des caractères particuliers.

On sait que, dans l'attaque, on peut intervenir pour provoquer, en s'adressant aux divers sens, des conceptions délirantes et sinon diriger le délire, du moins en modifier la marche et l'évolution.

Mesmer en rapporte l'observation suivante : ayant trait à un hystérique de vingt-sept ans :

« On peut, dit-il, l'influencer, changer son rêve, lui donner une autre direction; on peut, en piquant légèrement la peau avec une épingle, lui faire rêver duel; on peut, en éclairant sa chambre, lui faire rêver flammes, incendie; l'action cérébrale provoquée chez lui est toujours en rapport avec le sens sur lequel l'excitation aura été portée. »

Mlle S. Woltke, d'Odessa a publié, en collaboration vec M. Georges Guinon, alors chef de clinique de Charcot, un mémoire, à ce sujet, dont nous donnons les extraits suivants:

« En faisant passer devant les yeux des malades, pendant la phase passionnelle de l'attaque, des verres de diverses couleurs, on peut modifier le délire : un verre jaune transporte le sujet au milieu d'une campagne ensoleillée; un verre rouge le met en présence d'un incendie, etc...

Si on lui fait respirer diverses substances odorantes, entendre divers sons, goûter du sucre ou du sulfate de quinine, si on le pique à différents endroits du corps, on provoque des hallucinations variées alors que la parole et les ordres donnés restent sans effet.

Ces phénomènes ne se produisent pas chez tous les sujets pendant la période passionnelle de l'attaque, certains d'entre eux étant réfractaires à ces excitations.

Ceux qui sont sensibles aux provocations sont tous identiques les uns aux autres, non pas que la même impression sensorielle produise chez tous la même hallucination; chacun l'interprète à sa manière et agit ou parle selon son interprétation.

C'est là précisément un des phénomènes caractéristiques de ce fait pathologique. »

Et les auteurs concluent :

1° Que, dans le délire de la phase passionnelle de l'attaque hystérique, on peut modifier la marche des hallucinations et en créer de nouvelles à l'aide d'excitations directes, mais toujours simples, des organes des sens;

2° Que ces hallucinations sont toujours indépendantes de la volonté de l'opérateur et laissées exclusivement à l'initiative du malade, qui s'approprie la sensation perçue et la transforme à son gré en une hallucination correspondant à ses habitudes, à son genre de vie, à ses souvenirs, en un mot à sa propre personnalité.

---

## QUATRIÈME PÉRIODE

Les dernières hallucinations ont presque toujours trait à des animaux.

A partir de ce moment, les attitudes passionnelles se font plus rares, le malade, chez lequel la connaissance complète revient de plus en plus, cesse de dramatiser son rêve.

Il tombe dans une sorte de délire de mémoire pendant lequel il ressasse encore dans son esprit des lambeaux de son existence.

Ce délire qui constitue la *quatrième* période, laquelle n'est en réalité qu'une prolongation de la troisième, prend parfois une importance très grande et domine la scène.

Il est gai, triste, furieux, obscène, suivant la personnalité des malades.

Mais, dans les cas contraires, dans l'attaque-type, les hallucinations s'éloignent, font place à des souvenirs, à des appels de mémoire qui, dans la majorité des cas, semblent fort pénibles.

C'est alors qu'éclatent des *sanglots* et des *pleurs;* le sujet se lamente sur sa vie passée ou parfois tombe dans un mutisme obstiné dont il sort ensuite, peu à peu, pour revenir à la pleine connaissance de lui-même.

Dans ces conditions, on comprend combien doit être variable la durée de la quatrième période.

Terminée parfois au bout de quelques minutes, elle peut, au contraire, se prolonger sous forme d'état de mal.

Le retour à l'état normal, outre la succession des phénomènes mentaux qui conduisent à la récupération du mal psychique, est encore marqué par la réapparition des diverses sensibilités.

A partir des premières convulsions, quelquefois plus tôt même, le sujet était devenu anesthésique totalement; tant que dure le paroxysme, la sensibilité reste abolie dans tous ses modes, particulièrement la sensibilité cutanée.

Néanmoins, il est encore possible de faire parfois disparaître l'anesthésie et de s'adresser dans le cours de l'attaque, aux sensibilités sensorielles, en particulier.

L'anesthésie totale est un phénomène de premier ordre parmi ceux qui constituent le paroxysme. Toutefois cette disparition est rarement complète, car nous savons combien peu d'hystériques confirmés restent indemnes de troubles de la sensibilité : tel malade revient à l'hémianesthésie habituelle de son état interparoxystique; tel autre présente désormais un mode de répartition sensitive différent de celui qui existait avant la crise.

Des modifications importantes, sensitives et sensorielles, ont donc pu survenir du fait de ce retour, de ce passage de l'état d'attaque à l'état normal ou interparoxystique.

Chez certains, l'anesthésie s'est déplacée; quittant une moitié du corps, elle occupe désormais, par exemple, tout le segment sous-ombilical et se superpose à une paralysie ou à une contracture qui n'existait pas avant l'attaque, ou, au contraire, elle a disparu de ce segment et, avec elle, la paralysie.

Rien ne bouleverse plus profondément le terrain hystérique qu'une attaque convulsive ou autre, agissant dans certains cas pour aggraver les manifestations interparoxystiques ou en produire de nouvelles; dans d'autres, au contraire, faisant disparaître des contractures, des paralysies invétérées, des amauroses ou des surdités, très probablement par la perturbation qu'elle apporte dans le domaine sensitif ou sensoriel.

De ce fait l'attaque, si elle est souvent un élément d'aggravation, peut posséder aussi des propriétés curatives que le médecin, dans certains cas, sera autorisé à mettre en œuvre, au mieux de l'intérêt de ses malades.

## DURÉE DE L'ATTAQUE

La durée d'une attaque hystérique-type, d'une grande attaque de moyenne intensité, est éminemment variable même si l'on met de côté la période prodromique.

La période épileptoïde dépasse rarement *une à trois minutes*.

C'est celle qui s'écarte le moins des limites régulières.

La deuxième période n'est pas généralement terminée avant *cinq* à *dix* minutes, de même la troisième, qui peut se prolonger beaucoup plus.

Il est encore moins facile d'apprécier les limites exactes de la quatrième, le trouble cérébral, sous forme de délire, variant singulièrement suivant l'expression, l'impression, qu'a reçue l'esprit, des hallucinations de la troisième.

En moyenne, un paroxysme convulsif, abandonné à lui-même, s'étend sur une période de quinze minutes à une demi-heure.

Mais, bien souvent, sa durée est plus longue.

Dans ces cas, une attaque n'est pas terminée qu'une autre recommence; mais, lorsque les attaques vont ainsi en se multipliant sans interruption, les périodes perdent fréquemment de leur régularité au moins quant à leur durée respective habituelle.

La période épileptoïde sera très courte, par exemple, alors que l'arc-de-cercle persistera pendant dix minutes; ou bien, la première période terminée, il se produit quelques grands mouvements et les hallucinations deviennent immédiatement prédominantes.

Il est à remarquer que, dans cette succession d'attaques, la première est, dans la majorité des cas, la plus régulière.

## CONSÉQUENCES DE L'ATTAQUE

Le délire terminé, les suites du paroxysme sont généralement des plus simples : le malade revient à lui, reprend sa complète connaissance : comme celle-ci était revenue au moins partiellement dans les dernières périodes, il ne se trouve nullement étonné de se voir sur son lit, entouré de personnes de connaissance, car l'hystérique, nous l'avons dit, ne tombe pas ou tombe exceptionnellement dans la rue.

Il se sent fatigué, courbaturé, si les grands mouvements ont été multipliés, mais c'est là un phénomène d'origine purement mécanique.

De même, accuse-t-il parfois une légère céphalalgie.

Il prend volontiers du repos; il peut se lever et vaquer immédiatement à ses occupations : physique et moral sont libres.

L'appétit, languissant pendant les prodromes, a repris son activité.

Le seul besoin qu'il éprouve se traduit, le plus souvent, par une impérieuse nécessité d'uriner.

Il émet alors un liquide clair et abondant.

Certains paroxysmes très douloureux peuvent influencer fâcheusement l'organisme;

d'autres laissent après eux des paralysies, ou des contractures qu'un second accès fera disparaître.

Ce sont là, pour ainsi dire, des accidents qui tiennent à la forme spéciale et à la variété du terrain hystérique sur lequel évolue l'attaque.

En résumé, les sujets récupèrent, avec une grande rapidité, leur activité physique et surtout psychique.

Il en est même qui, au sortir de l'attaque, éprouvent un véritable soulagement.

Les phénomènes prodromiques avaient été si pénibles qu'ils se sentent délivrés d'une angoisse douloureuse qui les obsédait parfois depuis plusieurs jours.

Il semble que le paroxysme ait permis au système nerveux d'effectuer une sorte de décharge qui lui a été bienfaisante.

Briquet avait déjà dit à ce sujet : « Il est « certain qu'ordinairement après le brise- « ment qui suit immédiatement l'attaque « spasmodique, les femmes hystériques se sen- « tent plus légères, ont les membres plus dis- « pos et l'esprit moins préoccupé qu'avant « l'attaque. »

Cet état général est bien différent de la période d'abrutissement qui suit l'accès d'épilepsie et, à ce titre, alors que l'on a encore présente à la mémoire l'évolution de la grande attaque d'hystérie, il est utile d'en établir le diagnostic avec l'accès de mal comitial, le seul, en réalité, qui pourrait légitimement prêter à la confusion.

Il est bien entendu que, dans le diagnostic différentiel que Gilles de La Tourette trace entre l'attaque d'hystérie et l'accès d'épilepsie, il ne sera question que de la forme convulsive du paroxysme hystérique.

Les variétés de l'attaque qui méritent une description particulière seront différenciées, en temps et lieu appropriés, d'avec le mal comitial.

On peut, en dehors, des phénomènes objectifs, acquérir certaines notions très importantes pour le diagnostic à établir entre l'attaque d'hystérie et l'accès d'épilepsie.

C'est ainsi que, dans la grande majorité des cas, il faudra attribuer à l'épileptique les accès qui se montrent *pendant la nuit* ou *le matin au réveil*, l'hystérique ayant ses attaques presque toujours dans l'après-midi ou dans la soirée.

L'hystérie convulsive débute généralement dans un âge moins précoce que l'épilepsie; ses accès ont rarement la même continuité désespérante que ceux du *morbus sacer*, mais, en matière d'hystérie, il faut toujours compter avec les exceptions.

Objectivement, l'épileptique tombe tout d'une masse en poussant un cri et cela, le plus souvent, sans cause provocatrice appréciable.

Il est des hystériques chez lesquelles l'attaque débute aussi de cette façon, mais ce qui est la règle dans l'épilepsie est l'extrême exception dans l'hystérie, dont l'attaque est précédée presque toujours des *phénomènes prémonitoires* et de l'aura.

Cette dernière, avec sa boule, sa sensation de strangulation, ses symptômes céphaliques, est toute particulière à l'hystérie.

Il n'existe pas de cri, à proprement parler au début de l'attaque; en revanche, dans les périodes consécutives, le malade pousse souvent de véritables rugissements sur la signification desquels il n'y a pas à se tromper.

Dans le service de Charcot, l'accès s'annonçait, chez de jeunes épileptiques, par une aura douloureuse partant de la région péri-ombilicale et s'accompagnant d'un besoin immédiat d'aller à la garde-robe; l'accès suivait presque immédiatement, au point que l'un d'eux fut un jour trouvé par terre, en proie aux convulsions et souillé par ses matières fécales qu'il n'avait pu retenir.

Ce sont là de grossières analogies avec l'aura ovarienne.

La première période de la grande attaque hystérique a été dite: *épileptoïde* parce que véritablement avec ses phases tonique, clonique et stertoreuse, elle est objectivement, dans son ensemble, très difficilement différenciable de l'accès d'épilepsie.

Mais si l'ensemble est le même, les détails sont bien différents :

La morsure de la langue est aussi fréquente dans l'accès d'épilepsie qu'elle est exceptionnellement rare dans l'attaque d'hystérie.

Dans les deux cas, il vient de l'écume à la bouche: ce phénomène est toutefois beaucoup plus fréquent dans l'épilepsie, l'abondance de l'écume y est bien plus grande, de plus, celle-ci est teintée de sang par suite de la morsure de la langue.

Comme il existe parfois, au courant de l'attaque d'hystérie, des contractures très violentes de la langue, cet organe peut porter sur des chicots, être légèrement éraillé et saigner, il faut se méfier de ces particularités qui pourraient faire songer à un accès d'épilepsie et examiner soigneusement la langue et la bouche du malade.

Fréquemment, pendant l'accès d'épilepsie, le sujet urine involontairement; de même laisse-t-il parfois échapper ses matières fécales.

Jamais cette dernière évacuation n'a lieu dans l'hystérie.

Par contre, peut-être existe-t-il des hystériques qui urineraient involontairement pendant le paroxysme.

M. Charcot a présenté une malade de cet ordre; mais venue seulement à la consultation externe, n'étant pas entrée dans le service, on ne put contrôler les assertions des personnes qui l'accompagnaient.

Une autre petite malade de treize ans, hystérique, aurait, au dire de ses parents, uriné pendant ses attaques; observée soigneusement après son entrée à l'hospice, ce phénomène ne fut plus noté.

En résumé, on peut affirmer que jamais l'hystérique ne mouille son lit pendant une attaque, alors que c'est presque la règle dans l'accès d'épilepsie.

A la vérité, lors de certains paroxysmes hystériques prolongés, les malades peuvent uriner par regorgement, si l'on n'y prend garde.

Dans les cas difficiles, où il s'agit de juger sur des renseignements rétrospectifs, il faudra avoir présent à l'esprit qu'un sujet peut avoir été épileptique pendant son enfance et être devenu ultérieurement hystérique; de plus que l'épilepsie et l'hystérie peuvent coexister chez le même sujet, mais toujours à l'état indépendant.

Une fois, la première période terminée, l'attaque se prolonge avec les grands mouvements, les attitudes passionnelles; le diagnostic ne saurait plus être douteux un seul instant.

L'épileptique opère sans bruit, il ne se débat que peu ou pas; la phase clonique est courte, les mouvements peu étendus; une fois qu'elle est terminée, le malade tombe dans un stertor avec ronflement; le stertor existe également dans le paroxysme hystérique, mais il est moins profond et de durée plus courte.

Lorsqu'il se termine, l'attaque n'est pas finie; bien au contraire, elle entre dans la phase de sa plus grande activité.

On ne pourrait avoir de doutes que lorsque l'attaque d'hystérie se borne à sa période épileptoïde.

L'accès d'épilepsie a duré quelques minutes, cinq à dix au plus; l'attaque d'hystérie d'égale intensité va se développer à partir du stertor et ne durera pas moins de vingt minutes à une demi-heure.

On n'observe pas après l'attaque les sugillations de la région cervicale, si fréquentes après l'accès d'épilepsie.

région cervicale, si fréquentes après l'accès d'épilepsie.

Lorsque l'accès d'épilepsie est terminé, même s'il a été de courte durée, le sujet est plongé dans l'abrutissement.

*Il ignore tout ce qui s'est passé*, il souffre de la tête, d'une violente courbature du tronc et des membres qui persistera parfois plusieurs jours; il cherche un sommeil réparateur, tandis que l'hystérique, même après une attaque de grande violence, se souvient, sinon de tout ce qui a eu lieu, au moins de beaucoup de particularités relatives à son paroxysme.

Dans tous les cas, son esprit est libre; il peut reprendre immédiatement ses occupations habituelles.

Le tableau suivant résume assez fidèlement la physionomie respective des deux paroxysmes, en y joignant les caractères tirés des urines.

## Parallèle entre l'attaque d'Hystérie et l'accès d'Épilepsie

| Hystérie. | Épilepsie. |
|---|---|
| *L'attaque* survient le jour, dans l'après-midi ou la soirée. Elle est précédée des phénomènes de | L'accès survient la nuit ou dès le matin; *aura* le plus souvent inappréciable; chute subite dans la |

| | |
|---|---|
| l'*aura*; le malade prend ses dispositions pour subir son attaque. Pas de cri initial; cris très violents et répétés dans la deuxième période. | rue, dans le feu, etc., en poussant un grand cri. |
| Identité des phénomènes *objectifs* de la première période dite, pour cela, *épileptoïde* avec l'accès *tout entier* d'épilepsie, mais pas de morsure de la langue, pas d'urination ou de défécation involontaires. | L'épileptique se mord la langue, et urine involontairement. |
| La connaissance commence à revenir avec la deuxième période dite : des grands mouvements. | La perte de connaissance est absolue pendant toute la durée de l'accès; les secousses de la phase clonique de l'accès ne sauraient être comparées aux grands mouvements de la deuxième période de l'attaque. |
| La troisième période est remarquable par ses attitudes passionnelles, représentatives d'un *rêve*. | Pas d'analogie dans l'accès. |
| Le délire de la quatrième période, est jus- | Le délire qui survient chez quelques épilepti- |

| | |
|---|---|
| qu'à un certain point, raisonné; on peut parfois le diriger en parlant au malade. | ques, après l'accès, est une impulsion brutale, irraisonnée, souvent homicide. |
| L'attaque dure une demi-heure. | L'accès dépasse à peine cinq à six minutes. |
| L'attaque terminée, le malade recouvre immédiatement sa vigueur physique et intellectuelle. Il ne reste de courbature que si les grands mouvements ont été violents; c'est un pur accident. | Aussitôt après l'accès, torpeur et abrutissement : tendance presque invincible au sommeil, courbature constante, douloureuse, durant parfois vingt-quatre heures, même après les petits accès, sugillations fréquentes de la région cervicale. |
| **Chimiquement**, l'attaque se juge par *l'abaissement* du taux du résidu fixe : de l'urée, des chlorures, des sulfates, des phosphates, avec inversion de la formule de ces derniers. | **Chimiquement**, l'accès se juge par *l'élévation* du résidu fixe, de l'urée, des chlorures, des sulfates, des phosphates, sans inversion de la formule de ces derniers. |

n sait que, jadis, on admettait l'existence des attaques *d'hystéro-épilepsie à crises mixtes* et des attaques *d'hystéro-épilepsie à crises distinctes*.

L'opinion de M. Charcot est que, dans le

premier cas, il s'agissait uniquement de l'hystérie; dans le second, d'une association ou coexistence chez le même sujet et de l'hystérie d'une part et de l'épilepsie de l'autre, chacune d'elles agissant séparément pour son propre compte sans jamais se fusionner.

Le même sujet peut être à la fois hystérique et épileptique, hystérique et ataxique; il ne sera jamais *hystéro-épileptique* au sens réel du mot qui doit être rayé de la terminologie médicale comme prêtant à la confusion.

En voici une observation typique :

Un malade vient consulter: subitement pendant la nuit, il a perdu connaissance, s'est mordu la langue, s'est débattu, a uriné sous lui, ne s'est souvenu de rien à son réveil.

On porte et, avec juste raison, le diagnostic d'épilepsie.

A quelque temps de là, l'attaque survient en plein jour; elle a été précédée d'une sensation d'étouffement; après, des convulsions toniques se sont montrées, l'arc-de-cercle, des attitudes passionnelles; la perte de la connaissance a été incomplète: le diagnostic d'hystérie s'impose...

Le premier diagnostic était-il donc faux? Pas du tout; il y avait coexistence chez le même sujet, de l'épilepsie et de l'hystérie.

## De quelques formes anormales de l'hystérie et en particulier de l'attaque spasmodique

L'ensemble des phénomènes spasmodiques de l'aura commune, de la *boule hystérique*, partie de la région ovarienne ou épigastrique et remontant jusqu'au cou, peut s'exagérer et imprimer une allure particulière à l'attaque.

C'est cette variété qui a mérité à l'hystérie convulsive le nom de *suffocation* de matrice, car, dans cette forme, le sujet semble près de périr suffoqué, étouffé.

C'est, de tous les paroxysmes, le plus redoutable, car il peut entraîner la mort.

Briquet, parmi les auteurs modernes, est celui qui a donné la meilleure description de cette variété du paroxysme, sous le nom d'*attaque de spasmes*.

Elle est connue, du reste, depuis la plus haute antiquité et Morgagni n'en ignorait pas la gravité.

Il est bien entendu qu'il ne s'agit, dans la circonstance, que des cas où des spasmes acquièrent une assez grande intensité pour dominer la scène morbide; autrement, en les décrivant, nous ne ferions que répéter ce que nous avons dit à propos de l'aura ordinaire.

« Les spasmes, dit Briquet, paraissent très souvent, chez les hystériques, sous forme d'attaques.

« A un degré modéré, les spasmes se produisent chez beaucoup de femmes à la moindre émotion. Mais quand ils sont portés à un plus haut degré, ils sont rares.

« Sur les quatre cents hystériques, observées par moi, il s'en est trouvé dix ou douze, tout au plus, qui avaient été atteintes de spasmes violents ou chez lesquelles ceux-ci remplaçaient des attaques convulsives avec perte de connaissance.

« La véritable attaque spasmodique, celle qui se comporte à la manière d'une attaque convulsive, se compose à peu près des mêmes éléments, seulement ils prennent un degré plus élevé que les précédents.

« La femme qui va être prise d'une de ces attaques, devient irritable, mécontente d'elle et des autres, très irascible ou bien, si elle est d'un naturel calme, elle tombe dans une sorte d'humeur noire, puis elle éprouve des bâillements, des pandiculations; un malaise indéfinissable parcourt ses membres.

« Au bout de quelques heures de cet état d'anxiété, l'épigastre se serre; il semble qu'un poids considérable presse la région épigastrique ou qu'une corde serre la base de la poitrine; une douleur déchirante et très vive se fait sentir en cet endroit; des palpitations se déclarent pendant lesquelles le cœur semble soulever la poitrine et venir repousser la tête du médecin qui applique l'oreille sur la région précordiale; la violence des battements et le sentiment de souffrance sont tellement grands que la malade semble craindre que le cœur ne se rompe dans la poitrine: ces battements sont extrêmement rapides et précipités.

« Les muscles de la poitrine, bien que convulsés et faisant éprouver le sentiment de la suffocation et de l'étouffement, se contractent néanmoins très rapidement et précipitent la respiration au point de provoquer jusqu'à cent inspirations à la minute; des douleurs vives se font sentir dans les côtés et dans le dos: une sensation très douloureuse semble monter à la gorge sous la forme d'un globe et, arrivée là, y provoque une strangulation qui cause la douleur la plus déchirante, la plus vive, pendant laquelle le malade semble près d'étouffer.

« Mais la déglutition devient complètement impossible.

« Une violente douleur éclate dans la tête, les mains s'agitent, se crispent involontaire ment; l'intelligence néanmoins se conserve tout entière.

« Cet état de souffrance est quelquefois porté à un degré effrayant, dure pendant un temps qui varie de quelques minutes à quelques heures, puis des sanglots éclatent, les pleurs surviennent, les urines coulent claires et abondantes et tous ces accidents se calment ou laissent après eux de la céphalalgie, des douleurs à l'épigastre, aux côtés, dans le dos, et un sentiment de brisement ou de courbature dans les membres. »

Chez le même sujet les attaques à caractère spasmodique existent presque toujours à l'exclusion des autres formes.

C'est là un corollaire de cette loi générale qui veut que chez un même individu, les attaques se coulent pour ainsi dire dans le même moule.

Briquet ajoute :

« De plus, il est certain qu'ordinairement après le brisement qui suit immédiatement l'attaque spasmodique, les femmes hystériques se sentent plus légères, ont les membres plus dispos et l'esprit moins préoccupé qu'avant l'attaque. »

Cette sensation de soulagement post-paroxystique est commune à toutes les attaques d'hystérie, mais, du fait de leur nature, même, les attaques de spasme doivent compter parmi celles où le malade reste le plus longtemps dolent et courbaturé après la terminaison de la crise.

Il est assez rare que les attaques de spasmes revêtent la forme *d'état de mal*, c'est-à-dire, s'allongent en séries paroxystiques susceptibles de durer un ou plusieurs jours, le malade restant sous l'influence des attaques pendant les intervalles des séries.

M. Bessière a cependant rapporté un cas de cet ordre, observé chez une femme de quarante-quatre ans qui, à l'âge de vingt-deux ans, avait été prise d'accidents analogues à ceux que nous venons de décrire, mais moins accusés toutefois.

Les attaques durèrent plusieurs jours consécutifs, seulement entrecoupées par des intervalles pendant lesquels le spasme laryngé persistait et gênait singulièrement la respiration.

Phénomène remarquable, lorsque l'élément paroxystique eut complètement disparu, il resta une contracture des muscles adducteurs de la glotte, assimilable aux contractures des muscles du tronc ou des membres.

Pendant cinquante-huit jours, le spasme respiratoire s'installa en permanence sous forme d'un « cornage strident d'une intensité qui dépassait tout ce qu'on peut imaginer. »

Ce bruit est tel, dit M. Bessière, qu'il incommode les voisins dans un large rayon et qu'il pénètre jusqu'à l'église, distante de près de quatre-vingts mètres, où il trouble les cérémonies religieuses.

« La bouche s'ouvre démesurément, les épaules se soulèvent, le thorax se bombe et l'air se précipite dans la poitrine à travers le larynx spasmodiquement rétréci, en produisant un son retentissant que le malade appelle : *sa musique.*

« L'expiration est absolument silencieuse; la voix n'est pas altérée.

« La malade peut parler, mais il lui est impossible de soutenir la conversation, chaque mot étant aussitôt marqué par l'inspiration bruyante. » Il existait vingt-huit respirations par minute, de la dyspnée; le pouls était petit, peu fréquent; il n'y avait pas d'expectoration.

Ces phénomènes s'exagéraient pendant la marche, dominaient pendant le repas, cessaient pendant le sommeil.

L'attaque de spasmes a un pronostic particulièrement sévère.

Il est étonnant que Briquet, qui connaissait si bien cette variété de l'attaque, n'a pas songé à insister sur sa gravité.

Sous certaines influences, l'invasion d'une bronchite en particulier, l'hypéresthésie de la muqueuse laryngo-bronchique peut s'exalter.

« Il naît de là, dit Briquet, une suffocation qui se manifeste *par accès* et, pour prévenir une mort imminente, on a été quelquefois obligé d'avoir recours à la trachéotomie.

« Cet accident ne doit pas être excessivement rare, car je l'ai vu deux fois et chacune des deux malades avait été opérée deux fois, à des époques différentes.

« L'opération n'avait pas été faite légèrement, car l'une des deux malades avait été opérée par M. Michon, alors chirurgien à l'hôpital Cochin, l'autre par Velpeau.

« Ces deux hystériques avaient été chaque fois débarrassées de leur dyspnée aussitôt l'opération et la guérison de la suffocation, ainsi que celle de la plaie des conduits aériens, avait toujours eu lieu promptement. »

Ces cas de suffocation par spasme paroxystique de la glotte, nécessitant la trachéotomie ne sont pas, en effet, extrêmement rares. — Une malade, sujette à des crises d'hystérie qui laissaient toujours à leur suite des contractures de divers ordres, fut prise subitement, dans la rue, d'accès de suffocation qui nécessitèrent une trachéotomie immédiate.

La canule fut maintenue en place pendant six semaines.

Un deuxième accès se produisit qui nécessita une nouvelle trachéotomie.

Huit jours plus tard, la plaie était guérie; les accès ne se reproduisirent plus.

Il est assez certain que si, en effet, on n'opérait pas, dans certains cas où l'asphyxie est portée à ses dernières limites, la mort pourrait parfaitement survenir.

Charcot en a observé un cas mortel.

Chez un homme de vingt-trois ans, observé par Yeo, la mort fut occasionnée par un spasme glottique consécutif à des crises d'hystérie de divers ordres.

L'autopsie resta absolument négative au point de vue d'une lésion du système nerveux: les cordes vocales étaient en adduction.

On voit donc, par ces exemples, que l'attaque d'hystérie qui s'accompagne de spasme laryngé est susceptible de nécessiter la trachéotomie.

Parfois même le malade succombe à l'asphyxie, si l'on n'intervient pas à temps.

Piorry a rapporté un cas dans lequel une malade, atteinte de fièvre intermittente, succomba subitement à un accès pernicieux accompagné de « contractions épileptiformes » qui font penser « à la fièvre pernicieuse hystérique ».

Boicelli dit : « Au nombre des conditions, qui aggravent la perniciosité, plaçons la puerpuéralité... dans cette circonstance la femme exposée à mille risques, trouvera la mort dans un accès de fièvre; le fait de l'éclampsie mérite ici surtout une grande attention.

« Le nervosisme, en général, peut aussi, en certaines circonstances, devenir fatal.

« Dans un cas, à propos duquel j'eus une consultation avec mon illustre collègue, le Dr Polverosi, une attaque d'hystérie tua brutalement une jeune fille sous les yeux de son fiancé, au moment même où un paroxysme pernicieux touchait à la défervescence et au milieu des illusions les plus rationnellement fondées sur l'absorption du remède. »

M. Grasset a vu, à l'hôpital Saint-Eloi, une hystérique épileptique succomber dans l'état de mal « sans que l'autopsie ait rien révélé ».

On cite un autre cas, assez discutable toutefois, dans lequel la mort survint pendant une attaque dite d'apoplexie hystérique.

G. Rummo s'exprime ainsi :

« Dans les crises convulsives épileptiques, la température peut s'élever à 41° C. et mettre en danger, la vie des malades; dans l'hystéro-épilepsie, ce fait est très rare; mais, chez une malade atteinte de convulsions hystéro-épileptiques vraies, j'ai vu survenir la mort avec une température de 41° C. L'autopsie confirma l'exactitude hystérique.

En résumé, on voit combien sont rares les cas de mort au cours du paroxysme hystérique simple ou prolongé sous forme d'état de mal; l'attaque de spasmes paraît avoir surtout ce privilège.

Encore semble-t-il, pour qu'elle agisse dans le sens fatal, qu'il faille la coexistence d'altérations organiques auxquelles elle apporte, dans la circonstance, son funeste concours.

En rapprochant les unes des autres les crises de larmes qui existent seules dans la forme vulgaire des mimiques, plus ou moins complexes que nous venons de signaler, on arrive à se convaincre que, même dans les cas les plus simples, existe, pendant la perte de connaissance hystérique un trouble cérébral ou semi-délire dont ces manifestations, mimées ou parlées, sont symptomatiques.

Il n'y a, pour ainsi dire,qu'un pas de ces rêves tantôt mimés seulement, tantôt parlés, pour arriver aux accès plus ou moins prolongés soit de véritable délire, soit de somnambulisme, soit d'extase, soit enfin de catalepsie qu'on voit succéder à une phase convulsive qui, dans ce cas, a, le plus souvent, une durée beaucoup moindre que dans la forme ordinaire.

La brièveté excessive de la période convulsive qu'on observe dans quelques-uns de ces cas, permet de comprendre un certain nombre de formes anormales de l'hystérie.

Telles sont :

1° La forme de la petite hystérie.

2° La forme hystéro-épileptique qui se rapproche tantôt de l'hystérie, tantôt de l'épilepsie.

3° Attaque de syncope qui sera tantôt précédée d'une phase convulsive, tantôt sera uniquement constituée par une syncope plus ou moins prolongée.

4° Attaque de spasme qui, dans quelques cas exceptionnels, donnera lieu à une sorte d'état asphyxique, dans d'autres sera constitué par un tétanos passager, du trismus, du raidissement des membres.

5° L'attaque d'extase, précédée ou non de la phase convulsive.

6° L'attaque de délire de paroles qui est le plus souvent régulière dans ses premières phases et dont l'anomalie est le plus fréquemment constituée en ce que la crise de larmes vulgaire est remplacée par du délire ou de la rêvasserie.

7° L'attaque du délire d'action qu'on a surtout rencontrée dans les épidémies des convulsionnées.

8° L'attaque du somnambulisme simple ou provoqué par des manœuvres magnétiques.

9° L'attaque cataleptique qui survient avec ou sans phase convulsive antérieure.

10° L'attaque du sommeil, absence plus ou moins complète de la phase convulsive ou même de toute phase de spasmes.

11° L'attaque de coma qui n'est qu'une aggravation de l'état précédent.

12° L'attaque de léthargie proprement dite.

Quelle que soit la forme de l'attaque à laquelle ils ont été en proie, les malades, en recouvrant connaissance, se plaignent de céphalalgie, d'un brisement général des membres et sont anéantis sous une sorte de courbature d'une durée de vingt-quatre heures.

## LE SOMMEIL HYSTÉRIQUE

Il présente plusieurs variétés fort intéressantes à étudier :

1° C'est un sommeil profond, avec ronflement, dont les malades sont pris, d'une manière irrésistible, soit au moment où, après avoir eu la sensation de la *boule hystérique,* ils étaient en proie à la suffocation, soit seulement après avoir éprouvé de l'oppression gastrique pendant un temps plus ou moins court.

Il en résulte que le sommeil qu'on voit assez souvent remplacer la crise de sanglots, survient ici sans avoir été précédé de la phase convulsive et succède immédiatement à une phase de spasmes souvent très incomplète elle-même.

Ce sommeil dont on ne peut tirer que très difficilement, et pour un instant seulement, les malades en leur parlant très fort ou en les secouant vigoureusement, dure soit le temps ordinaire d'une attaque, soit des heures, des jours, *soit même des mois.*

Pendant sa durée, les fonctions de nutrition s'exercent d'une façon normale : les membres sont flasques, la peau est fraîche, le pouls normal ou même légèrement ralenti; la respiration peut être à peine sensible.

2° Plus exceptionnellement, le sommeil est remplacé par du coma, pendant lequel les malades sont insensibles aux excitations les plus fortes.

En ce cas, le coma a succédé à une attaque convulsive et est venu remplacer la crise de larmes; il peut durer plusieurs heures.

Lorsque l'attaque comateuse finit et que le malade sort de ce sommeil profond dans lequel il est absolument insensible, il y a de la rêvasserie ou un délire qui dure plusieurs heures et pendant lequel les malades se plaignent de constrictions épigastriques; lorsque ce délire se calme, les malades sont en proie à de la céphalalgie, une courbature générale qui leur donne conscience de l'attaque qu'ils ont eue.

3° La forme léthargique (sommeil, mort apparente) est la plus fréquente.

En général, l'attaque léthargique elle-même a pour cause déterminante une émotion vive.

Dans un certain nombre de cas, elle vient remplacer la crise de larmes et succède à la phase convulsive qui a été d'une durée très prolongée.

Une fois, l'état léthargique bien établi, les malades prennent l'aspect d'une personne très profondément endormie, qu'aucune excitation ne peut réveiller, mais sans stertor, en proie, au contraire, à un sommeil tel qu'il peut être avec des mouvements respiratoires tellement affaiblis qu'il ne donne lieu à peu ou pas de soulèvement du thorax.

Les joues sont décolorées; les membres immobiles sont dans la résolution, les battements du cœur sont ralentis et moins énergiques, enfin, il n'y a ni sueur, ni sécrétion urinaire ni expulsion fécale...

Voici, de cette léthargie, un exemple frappant connu sous la dénominaton de : « La Dormeuse de Thénelles : »

« Marguerite Bogenval de Thénelles (près « St-Quentin) s'est endormie brusquement, à « la suite d'une vive émotion, le 29 mai 1883, « anniversaire de sa naissance, à l'âge de « 19 ans. Depuis cette époque, elle dort sans « s'être réveillée *jamais même un quart-« d'heure. Actuellement* âgée de 38 ans, elle « est d'une maigreur squelettique, d'une « pâleur effrayante; pourtant son pouls bat « au-dessus de 80 pulsations.

« Couchée, les mains jointes, son bras « demeure en l'air, si on l'élève et qu'on le « lâche. Elle est absolument insensible sur « toute la surface du corps; on la nourrit à « peine avec quelques lavements nutritifs. »

Les nuances sont donc multiples depuis la simple léthargie jusqu'à l'apparence de la mort.

La respiration peut être tellement suspendue qu'un miroir, placé devant la bouche et le nez, ne se ternit plus. Le pouls peut être absolument inappréciable, ainsi que les battements du cœur, la peau froide au lieu d'être simplement fraîche; il peut même y avoir une apparence de commencement de putréfaction sans que la mort soit réelle, par suite, sans doute, de la putréfaction de la perspiration insensible de la malade lorsqu'elle est maintenue au lit.

Le réveil chez le plus grand nombre de ces malades est celui qu'on observe après le sommeil normal; cependant, chez quelques-uns il y a du délire, du trouble dans les idées; enfin parfois des troubles de la motilité ou dans la sensibilité, comme on en observe souvent après les attaques d'hystérie vulgaire.

Ce qu'il y a de très remarquable, c'est qu'un grand nombre des sujets de ces observations se rappelaient, après leur réveil, tout ce qui s'était passé pendant leur sommeil.

Ceci suffit à rendre compte des cruelles et effrayantes émotions des malheureuses léthargiques qui, parfois, ont été enterrées vivantes !...

---

## MARCHE DE L'HYSTÉRIE

L'hystérie a toujours une longue durée; mais il est bien des femmes qui, pendant des mois, et des années, en sont peu incommodées; chez d'autres, au contraire, les attaques se produisent fréquemment ; généralement, la ménopause les calme... La vieillesse a, sur l'homme, les mêmes effets.

Plusieurs circonstances peuvent la guérir, ou du moins, l'améliorer beaucoup; ce sont des événements heureux, tels que mariage désiré, changements dans la situation... grossesse... etc..., etc...

On doit en conclure un pronostic extrêmement variable. Une femme qui n'a que quelques attaques séparées par de longs intervalles peut à peine être considérée comme étant malade; chez d'autres, au contraire, les attaques fréquentes, les paralysies, les contractures, rendent la vie insupportable.

Il n'est pas très rare, ainsi que nous l'avons déjà dit, de voir l'épilepsie s'unir à l'hystérie (hystéro-épilepsie). Enfin il est utile de savoir que chez les hystériques, le début des affections fébriles s'annonce par des phénomènes ataxiques auxquels on aurait tort d'attacher une signification fâcheuse.

On cite quelques cas de mort à la suite d'attaques d'hystérie : la mort a été produite tantôt par hémorragie méningée, tantôt par des causes qui échappent à l'autopsie.

On cherchera par une *éducation convenable* à prémunir les jeunes filles contre toute influence sociale, intellectuelle et morale capable d'exalter la sensibilité du système nerveux; on évitera les plaisirs du monde, les spectacles, et on recommandera la vie au grand air et l'exercice physique poussé jusqu'à la fatigue; le mariage peut être utile mais à condition d'être désiré par la personne.

Ces moyens préventifs constituent le meilleur traitement de cette névrose, car, ainsi que l'a dit Charcot, l'hystérie, chez l'homme comme chez la femme, est bien souvent une maladie tenace, difficile à guérir et rebelle à tous les traitements, même les plus rationnels.



Paris. — Imp. P. Mouillot, 13, quai Voltaire. — 7734.

# LA LIQUEUR DES PAMPAS

Les expériences si intéressantes du Dr Brown-Séquard, qui ont eu, il y a quelques années, un retentissement considérable, ont démontré qu'il était possible de combattre pour ainsi dire instantanément toute sorte d'épuisement, de débilité, d'impuissance, en introduisant dans l'organisme humain certains sucs animaux doués d'une énergie reconstituante considérable.

Depuis longtemps on connaît, dans certaines régions de l'Amérique du Sud, le pouvoir incontestable de ces sucs, combinés et présentés sous forme d'un élixir régénérateur, agréable à prendre, rapide dans ses résultats.

Grâce à la *Liqueur des Pampas*, on n'a pas à craindre ces terribles fléaux, l'épuisement vital, l'impuissance, l'anéantissement. Un verre de cette liqueur rend la jeunesse et la robustesse; c'est un reconstituant de premier ordre, supérieur aux kolas, quinquinas, etc.

*PRIX DU FLACON : 5 FRANCS*

**Envoi franco contre mandats-poste de 5 fr. 50.**

**6, RUE GIT-LE-CŒUR, PARIS**

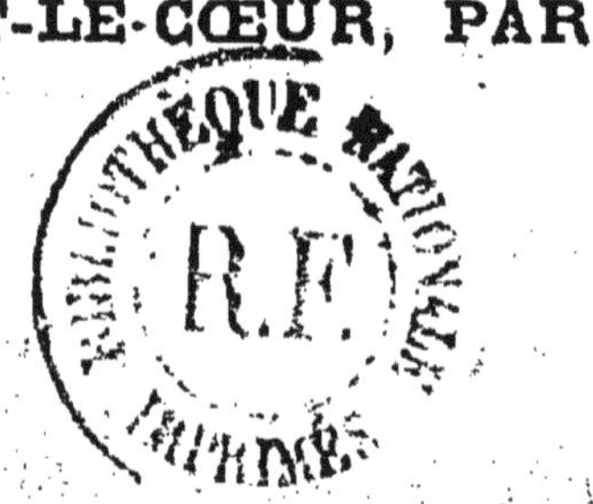

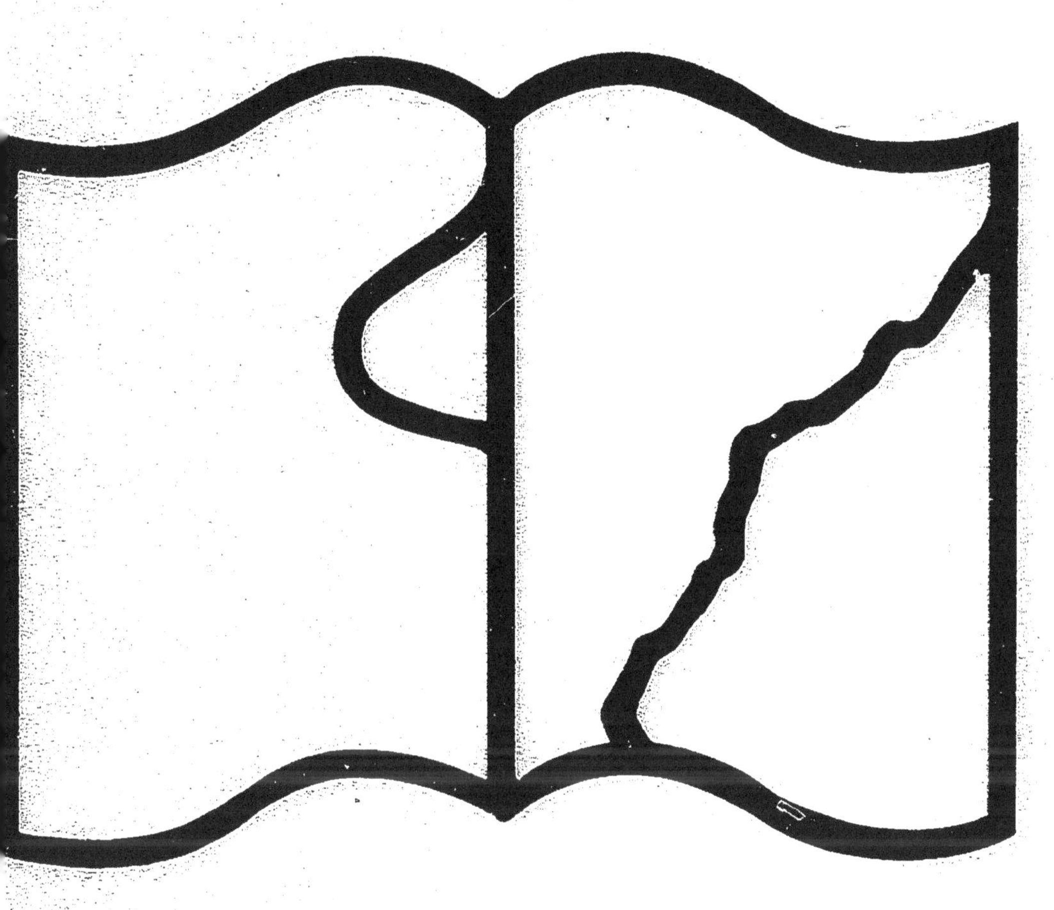

Texte détérioré — reliure défectueuse

**NF Z 43-120-11**

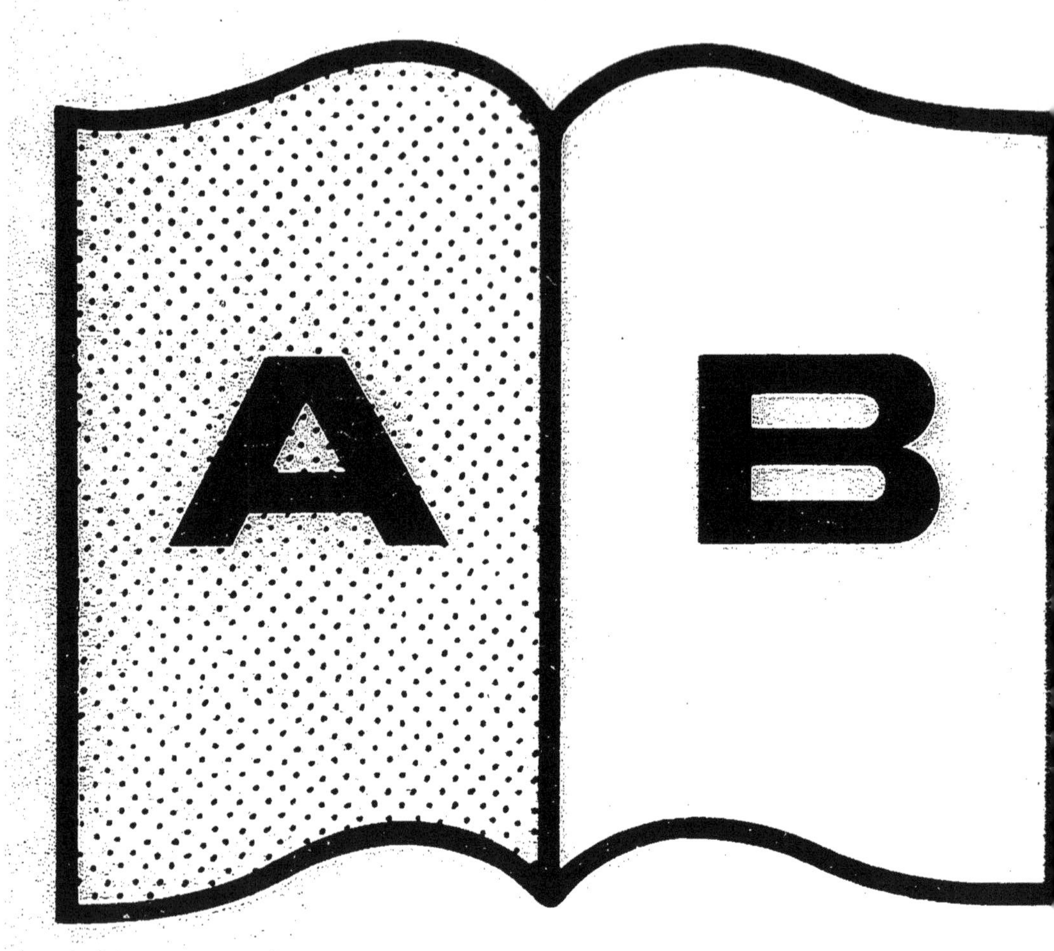


Contraste insuffisant

**NF Z 43**-120-14

www.ingramcontent.com/pod-product-compliance
Ingram Content Group UK Ltd.
Pitfield, Milton Keynes, MK11 3LW, UK
UKHW020345230726
13925UKWH00003B/974

9 782013 588638